小澤　勲著

痴呆を生きるということ

岩波新書

847

はじめに

おいとまをいただきますと戸をしめて出てゆくやうにゆかぬなり生は

過日、九三歳で亡くなった斎藤史《ふみ》の歌である。彼女の父、斎藤瀏《りゆう》少将は二・二六事件に連座して位階を剝奪され、下獄。彼女の幼なじみは処刑された。このような歴史をともに生きた彼女の母が老い、盲《めし》い、ぼけた。史の夫もまた死の床にあったから、彼女はふたりの介護に明け暮れ、この歌を詠むのである。

その後、夫は亡くなるが、母の痴呆はいっそう深まる。その母を、史はこう詠む。

老《おい》不気味　わがははそはが人間《ひと》以下のえたいの知れぬものとなりゆく
老い果てて盲母《はは》が語るは鬼語ならむわれの視えざるものに向ひて
老い呆けし母を叱りて涙落つ　無明無限にわれも棲みゐて

確かに、痴呆を抱えて生きるということは無明を彷徨《さまよ》うことである。そして、痴呆を病む人と向き合って生きる者も無明無限に棲んでいる、と感じざるを得ない時があろう。

それでも、史は歌うのである。


死の側《がは》より照明《てら》せばことにかがやきてひたくれなゐの生《せい》ならずやも

生きること、老いること、痴呆を病むことが、どんなに悲惨であろうと、死の側から照らせば輝いて見え、「ひたくれなゐの生」と映る、というのである。悲惨を見極めた者だけが到達できる清明な達観がここにはある。

私もまた、長年、精神科医として精神病院で、あるいは老人保健施設で痴呆のケアにあたってきて、「ぼけても安心」とか「楽しくぼける」などと、あまりに楽観的に痴呆を語ることはできない。しかし、死の側に立ってではなく、生の側から光をあてたいとも考えてきた。

そして、彼らの、あるいは彼らとともに生きてきた人たちの、不思議に透明な笑顔と出会うことで、私たち痴呆のケアにあたる者が、逆に励まされ、癒され続けてきた（各章の中扉に掲載した写真は私たちが出会った方々の幾人かである)。そのなかで、痴呆を病む人たちのこころが、ようやく、ほんの少し見えてきた。

痴呆の悲惨と光明をともに見据えるために、また、生と死のあわいを生きるすさまじさと、その末に生まれる透き通るような明るさを伝えるために、この一文を書く。彼らに少しでも報い、彼らの思いを世に伝えるために。

目次

——痴呆を生きるということ

第一章　痴呆を病む、痴呆を生きる

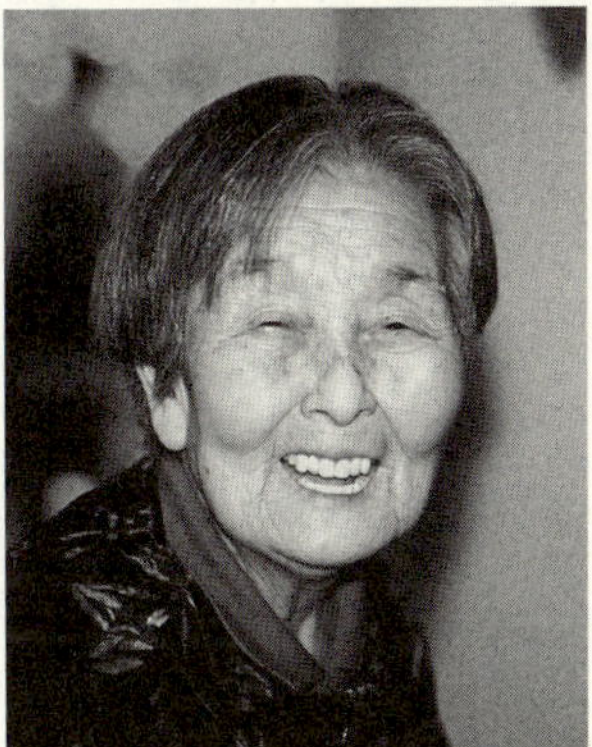

1　病としての痴呆

脳疾患としての痴呆

痴呆は脳の病気である。今では痴呆というとだれもが思い浮かべるアルツハイマー病の死後脳は著しく萎縮しており、それを切片にして顕微鏡で見ると、神経原繊維変化や老人斑とよばれる独特の病的変化が見られる。

ちなみに、アルツハイマー病という病名は、ドイツの精神科医アルツハイマーが、記憶障害を中核としたさまざまな精神症状や行動障害を示し、深い痴呆に陥って死亡した五一歳の女性を、先に述べたような脳病理所見とともにはじめて報告したことによる。その報告がなされたのが一九〇六年、今からほぼ一〇〇年前のことである。

最近ではCT検査などの画像診断の進歩で生前から脳の状態を知ることができるようになり、痴呆を病む人の脳には正常脳と明らかに異なる萎縮や損傷があることが、その部位や範囲を含めてわかるようになった。さらに、それらの部位には脳血流や代謝の異常があることも判明している。

臨床的にみても、年をとればだれにでも起きる記憶障害と痴呆を病む人のそれとでは、明らかに異なる特徴がみられる。詳しくは後に述べるが、痴呆を病む人は経験したことの内容を忘れるだけではなく、経験したこと自体を忘れる。

たとえば、何を食べたかを忘れるだけでなく、食事したこと自体が記憶に残らない。指摘されても忘れたことを思い出せない。だから、食事の直後に「食べていない」と言い張るなどのトラブルを招きやすい。このようなもの忘れは、年をとったというだけでは、まず起こらない。

さらに、痴呆を病む人たちと痴呆を抱えていない人たちとを比較すると、明らかに痴呆を病む人たちの余命は短いことが統計的にわかっている。

アルツハイマー病患者は発病後三年で五〇%、五年で八〇%が死亡するという統計がある。ケアが行き届きさえすれば、こんなに生命予後は悪くないと、私の経験は教えるが、それでもやはり、痴呆という病は重度になれば、身体を巻きこむ。歩くことができなくなり、姿勢を保てなくなる。

そして、食事や水を飲みこむことまでもが難しくなって、痴呆を抱えていない人より早く命の限りを迎える。

医学の考え方

痴呆は脳疾患である、と述べた。しかし、これにはいくらかの注釈が必要である。そのことを説明するために、少し遠回りだが医学的考え方の基本を示そう。

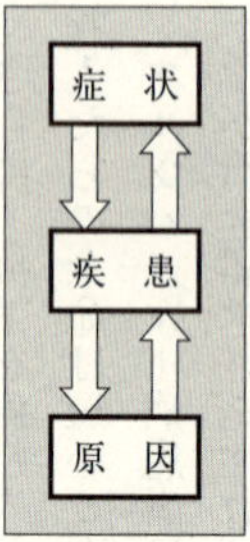

図 1-1
医学的考え方の基本

熱があり、咳《せき》や痰《たん》も出るので病院に行ったとする。医師が診察し、必要なら血液検査やレントゲン検査をして病気の診断をする。なぜ、このようなことが必要かといえば、同じ症状でも単なる風邪である場合もあれば、インフルエンザ、肺炎、ときには結核など、さまざまな疾患が隠れている場合があるからである。これらは、それぞれに治療法が異なるので、対症療法に終わらず、根本的に病気を治そうとすれば、診断は欠かせない。

次に、こうして診断された疾患の原因を探る。たとえば、肺炎と診断されたとしよう。その原因が肺炎球菌である場合もあれば、ＭＲＳＡとよばれる抗生物質に強い黴菌《ばいきん》やエイズウイルスである場合もあり、他にもさまざまな原因があり得る。このような作業が必要なのは、やはり原因しだいで同じ肺炎でも治療法がまったく異なってくるからである。

つまり、医学は図1－1で示したように、患者が訴える症状の基盤にある疾患を発見し、疾患の原因を見つけ、その原因を取り除くことができれば、疾患は治癒し、疾患が治癒すれば症状もなくなる、と考える。このような考え方では対応できないような病気も多いが、それでも症状、疾患、原因という図式が医学の基本であることに変わりはない。

症状群としての痴呆

ここまでの回り道をしたのは、痴呆が疾患名ではなく、症状レベルの名称であることを説明するためである。痴呆は後に述べるような、いくつかの症状のあつまりに対して名づけられるので、正確に言えば、症状群である。

とすれば、痴呆という症状を示す基盤にはさまざまな疾患があるはずで、教科書などには一〇〇近くの疾患名があげられている。そのなかには、脳腫瘍、慢性硬膜下血腫、正常圧水頭症のように手術によって治癒あるいは改善するものもある。あるいは、甲状腺機能低下症、ビタミン欠乏症、進行麻痺のように投薬などによって痴呆症状が改善するものもある。このような疾患を見逃すようなら生命にかかわることもあり、医師は医療過誤を問われても致し方ない。

しかし、大半の痴呆は医学的治療が難しい。その代表がアルツハイマー病と脳血管性痴呆であり、この二つで痴呆の七割以上を占める。ただ、医学的にみるとアルツハイマー病は不明の原因によって神経細胞が脱落し、痴呆に至る疾患で、もともと神経疾患であるということができる。

ところが、脳血管性痴呆は脳の血管が詰まったり(梗塞)、破れたり(出血)して、その結果、脳に損傷が生じ、痴呆に至る疾患で、本来は血管の病であると考えてよい。しかし、いったん損傷された脳細胞は再生しないので、脳血管性痴呆の人を完全に治癒させる技《わざ》をまだ医学は手にしていない。

ただ、原因不明のアルツハイマー病の発症を予防する医学的方法はないと言わざるをえないが、脳血管性痴呆の場合は、脳梗塞や脳出血を起こさないように血圧をコントロールし、あるいは糖尿病、高脂血症、心臓疾患を抱えている人に医学的治療を適切に施すことによって痴呆発症をかなり予防することができる。また、脳梗塞や脳出血の再発を防止することが、発症した痴呆の進行をくい止める医学的方策でもある。

痴呆の症状

先に、痴呆は症状群であると述べた。では、どのような症状がみられるのだろうか。ひとこ

表1-1　中核症状と周辺症状

中核症状	記憶障害，見当識障害，判断の障害，言葉・数の障害など	痴呆を病む人のだれにでも現れる	医学的説明の対象
周辺症状	幻覚妄想状態，抑うつ，意欲障害，せん妄，徘徊，弄便，収集癖，攻撃性など	だれにでも現れるとは限らない	理解の対象

とで痴呆と片づけられがちだが、その症状はきわめて多彩である。そこで、痴呆という病を得た人にはだれにでも現れる中核症状と、人によって現れ方がまったく異なる周辺症状とに分けるのが痴呆学の習わしである（表1－1）。

前者には記憶障害、見当識障害、判断の障害、思考障害、言葉や数のような抽象的能力の障害などがあげられる。後者には、自分が置いたところを忘れて「盗まれた」と言いつのるもの盗られ妄想、配偶者が浮気していると思いこむ嫉妬妄想などのような幻覚妄想状態、不眠、抑うつ、不安、焦燥などの精神症状から、徘徊《はいかい》、弄便（便いじり）、収集癖、攻撃性といった行動障害まで、さまざまな症状をあげることができる。

これらの成り立ちは図1－2のようであると考えられる。つまり、中核症状は脳障害から直接的に生み出される。一方、周辺症状は中核症状に心理的、状況因的あるいは身体的要因が加わって二次的に生成される。

言い換えれば、周辺症状とは、痴呆を病み、中核症状がもたらす不自由を抱えて、暮らしのなかで困惑し、行きつ戻りつしながらたどり着いた結

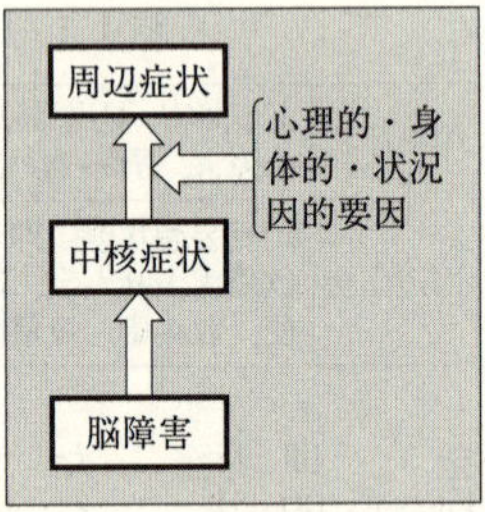

図1-2　周辺症状・中核症状の成立過程

果であると考えることができる。

たとえば、もの盗られ妄想は自分が置いたところを忘れてしまい、「ないない」と探し回っているうちに「盗られた」になる。つまり、記憶障害の二次的な帰結である、といわれる。しかし、置いたところを忘れた人のだれもが妄想に至るわけではない。痴呆を生きる生き方やその人が置かれた状況を考えに入れないと、この妄想は、あるいは一般に周辺症状の成り立ちは、理解できない。

このように考えると、中核症状の成り立ちは脳障害から医学的な言葉で説明するしかないが、周辺症状を理解するには、痴呆という病を生きる一人ひとりの生き方や生きてきた道、あるいは現在の暮らしぶりが透けて見えるような見方が必要になる。

2　生き方としての痴呆

あなたが痴呆になったら

大学の講義で、「今、諸君らが突然、痴呆に陥ったらどうする?」と尋ねてみた。「五分前のことも覚えていない。ここがどこかもわからなくなった。前でしゃべっている人間も、横に座っている人もだれかわからなくなる。さあ、どうするだろう」。

ある学生は、「不安で叫び出すと思う」と答えた。別の学生は、「じっと下を向いて耐える」と言う。「教室から出ていく」「泣き出す」「ウロウロする」と答えた学生もいた。

「そう、人それぞれですね。おそらく、人柄やそれまで危機に遭遇したときにどう対応してきたのかなどによって違ってくるはずです。この違いが、周辺症状の違いということになるのです」と話した。

そのとき、ある学生が手をあげて、言った。「先生。一人ひとりの人柄によっても違ってくると思いますが、隣の学生がどう対応してくれるかによっても異なる結果が生まれるのではないでしょうか。やさしく肩を抱いてくれるような人が隣にいる場合と、「おまえ、何やってるんだ」と怒鳴りつけられるような場合では、私の行動はまったく違ったものになりそうに思います」。

まさにその通り！　周辺症状の成り立ちは、中核症状によって抱えることになった不自由、その不自由を生きる一人ひとりの生き方、そして、彼らが置かれた状況、これら三者が絡みあって生じる複雑な過程である。そして、この過程を読み解くのが、本書の主な目的の一つである。

分裂病という生き方

本節の「生き方としての痴呆」という表題は、耳慣れない言葉であろう。しかし、実は先例がある。アメリカの精神分析医にH・S・サリバン(一八九二―一九四八)という人がいた。「精神医学は対人関係の学である」という彼の言葉は有名だが、ちょっと精神分析とは言いがたい独特の理論を展開し、一九二〇年代から精神病院において、分裂病の精神療法を生涯かけて追求した。

まだ向精神薬もなく、分裂病を治すという考えさえ乏しかった時代に、彼は分裂病者に寄り添うように、治療を展開した。とくに初回入院の際には、男性看護師が中心になって、二四時間体制で分裂病者のそばに居続けたといわれている。

このような実践をもとにして、彼は分裂病という病があるのではなく、分裂病者とよばれる人たちに特有の生き方(schizophrenic way of life)があるのだ、と考えた。そして、彼の精神療法は、彼らの生き方に寄り添おうとするものであった(最近、分裂病を統合失調症と名称変更するよう精神神経学会が提唱したが、まだ新名称はなじみが薄いと思うので、本書では旧病名を使用しておく)。

痴呆という生き方

本書で私はサリバンにならって、「痴呆という生き方」を考えようとしている。しかし、もともと医師である私は、やはり痴呆という病はあるという考えを捨てるわけにはいかない。痴呆の基盤には脳障害があり、それが記憶障害、見当識障害、言語障害などの中核症状、つまり痴呆ならだれにでもみられる症状を生み、彼らに不自由をもたらす。

しかし、一般的に考えて、病を生きる生き方は百人百様であろう。たとえば、胃潰瘍《いかいよう》という病を抱えていても、斗酒《としゅ》なお辞せず、徹夜も苦にせず、というような生き方もあろうし、医師の指示をきっちり守り、とても神経質になって、「あの人は胃潰瘍を治すために生きてるみたい」と揶揄《やゆ》されるような、規則正しい療養生活を送る人もいるだろう。それはどちらが正しいかと問うような類いのものではない。その人の生き方の問題である。

痴呆の場合も、基本的には同じことがいえる。痴呆を病む人たちは、その生き方を意識的に選択しているとは言いがたいのだが、痴呆を抱えて生きる生き方は人それぞれ、百人百様である。それが端的に示されるのが、痴呆に伴うさまざまな精神症状や行動障害であり、周辺症状と呼び慣わされてきたものである。

この周辺症状は、医学的には副産物とみなされてきたが、痴呆ケアという立場からは、むしろ主な対象である。記憶障害(もの忘れ)を例にして考えてみよう。もの忘れがあることは確かに大きな問題である。しかし、自分が置いたところを忘れて(ここまでは中核症状)、「ないない」と探しているうちに「盗られた」になり、身近な介護者を盗人と激しく攻撃するようになって(周辺症状)、困り果てるのである。

見当識障害についても同様である。見当識の原語はオリエンテーションであり、オリエンテーリングも同じ語源である。痴呆の見当識障害は、時間、空間、人物の順に障害が進行するのが原則である。つまり、まず今がどのような季節であり、時間であり、曜日であるのかがわからなくなる。次いで、自分のいる場所がわからなくなる。さらに痴呆が深まると、身近な人さえだれであるかわからなくなる。

ここまでは、中核症状である。そのこと自体、大変な事態である。しかし、それ以上に、時間の見当識障害の結果、夜中に起き出してきて、食事にしようと言い出すので困惑するのである。あるいは、場所の見当識障害を基盤に、自宅にいても「帰る」あるいは「行く」などと言い出す。こうなると、徘徊が生じ、迷子になるというようなことが起こりがちになって、介護に難渋するのである。

これらの周辺症状は、人によっては激しくあらわれたり、逆にあまり目立たなかったりする。先にも述べたように、置いたところを忘れた人のすべてが「盗った」と言い出すわけではない。場所についての見当識障害がある人すべてが徘徊に至るわけではない。

では、どのような人に周辺症状は活発に現れ、どのような人にはあまりみられないのだろう。それは後で詳しく述べるが、実はその過程にこそ生き方としての痴呆が、あるいは一人ひとりの痴呆を生きる人たちの人生が、色濃くにじみ出ているのである。

室伏の名言

痴呆ケアの先達に室伏君士《むろふしくんし》という方がおられる。今は定年退職されているが、長年、熊本にある国立菊池病院の院長をされており、羽田澄子の記録映画『痴呆性老人の世界』の舞台になった痴呆病棟を全国に先駆けてつくられた方である。

その室伏先生の名言がある。「痴呆とはと問うのではなく、痴呆老人とはと問うことによって、彼らは痴呆というハンディキャップをもちながらも、一生懸命に努力している姿として認められる」。

私は、これまでケアに行き詰まったときには、いつもこの言葉に立ち戻って考えてきた。たとえば、「一生懸命に生きている」という言葉。長年、痴呆を病む人たちとおつきあいしていると、本当にそう思う。私よりよほど彼らの生き方は懸命だなあ、と感じるのである。対象への畏敬の念というか、何かそういう気持ちがないと、私などは心を傾けてケアにあたれない。

しかし、彼の言葉はある意味では当然のことであるようにも思える。たとえば、視覚障害者や聴覚障害者のケアにあたる際に、視覚障害、聴覚障害の病理を知らないわけにはゆかないが、だからといって、それだけでケアが成り立つものではあるまい。彼らがどのような不自由を抱えて暮らしているのかを知ることが、視覚障害、聴覚障害の医学的理解を超えて必要とされるであろう。

ところが、このような当然ともいうべき発想が、なぜか痴呆学では育っていなかった。これは、これまで痴呆を病む人たちが処遇や研究の対象ではあっても、主語として自らを表現し、自らの人生を選択する主体として立ち現れることはあまりに少なかったことによるものではあるまいか。

このような現実への不満から、かつて私は『痴呆老人からみた世界』という著書を上梓《じょうし》したが、その冒頭に「痴呆老人からみた世界はどのようなものなのだろうか。彼らは何を見、何を思い、どう感じているのだろうか。そして、彼らはどのような不自由を生きているのだろうか」と書いた。その意図は、本書でも引き継がれる。

第二章　痴呆を生きる姿

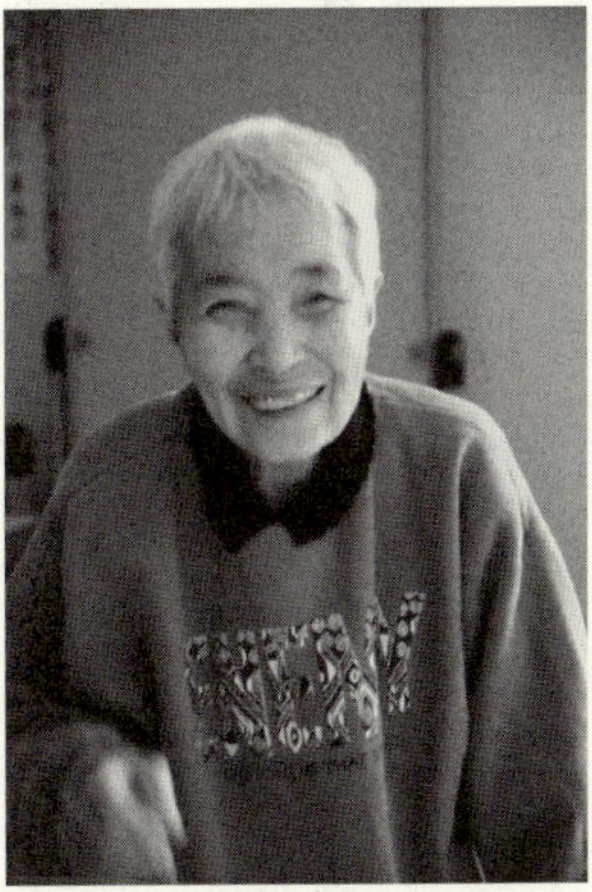

1 痴呆はどのような経過をたどるのか

痴呆の疫学

痴呆を病む人はどれくらいいるのだろう。痴呆の有病率についての疫学調査によれば、六五歳以上の人たちの四―六%という結果を得ているものが多い。この有病率は加齢に従って増加し、八五歳を越えると四、五人に一人が痴呆を抱えることになる(逆にいえば、八五歳を越えても四人に三人は痴呆ではないということでもある)。

つまり、わが国では百数十万の人が痴呆を病んでいるという計算になる。その四分の三は在宅で介護を受けているのだが、彼ら一人に数人の縁者がいると仮定すれば、一千万人の人が何らかのかたちで痴呆という問題を身近に抱えているということになる。

痴呆の経過と予後

では、痴呆を病むとどのような経過をたどり、どのような介護上の問題が生じ、どのような

表2-1　痴呆の程度と症状

初期	健忘期	記憶障害が中心	精神症状が活発
中期	混乱期	見当識障害が明白に	行動障害が活発
末期	寝たきり期	歩行障害，失禁，嚥下の障害など	身体的問題が中心

予後が考えられるのだろうか。一概には言えない。それは、痴呆の種類というか、痴呆症状の基盤にある疾病によって異なるからである。そこで、ここではアルツハイマー病に代表させて述べることにする。

アルツハイマー病の経過は、個人差が極めて大きい。数年で言葉を失い、寝たきりになり、死を迎える人もあれば、痴呆は徐々に進行するが、一〇年以上にわたって一人暮らしが継続できるような人もある。

このような違いをもたらす要因はよくわかっていないが、若くして発症した人は一般に進行が早い。私の経験で言えば、三〇歳代、四〇歳代で発症した人は、かなりていねいにケアを提供したつもりだが、予後はあまりよくなかった。一方、八〇歳代で発症されたが、九〇歳代まで激しい痴呆の進行もなく元気に過ごされ、天寿を全うしたといえるような最期を迎えられた方も少なからずある。

痴呆の経過は、三期に分けるのが通常であるが(表2－1)、必ず以下に述べるような経過を末期に至るまでとるというわけではなく、初期あるいは中期で痴呆の進行が停止し、長い年月を過ごす人もある。

痴呆初期

アルツハイマー病は潜行性にはじまる。つまり、最初は周囲に痴呆とは気づかれず、「年のせい」ですまされるような記憶の衰えで始まることが多い。たとえば、「今日は何日か」「お歳暮はちゃんと送ったか」など同じことを何度も尋ねる、大切なものを置いた場所を忘れて大騒ぎになる、便所で水を流さない、他人の靴を履いて帰る、などである。

漠然とした身体の不調を訴える人も多い。頭が痛い、疲れやすい、やる気が失せた、イライラする、食欲がなくなった、眠れない……である。医者に行って検査してもらっても何の所見もないことが多く、「気のせい」「年をとれば、皆さんそうですよ」などと言われてしまうことが多い。

しかし、徐々に年のせいとばかりは言っていられないような症状が目立つようになる。同じものを買ってくる、慣れない場所で迷子になる、曜日や時間をまちがえて周囲に迷惑をかける、計算に誤りが多くなる、お金を払い忘れて万引きとまちがわれる、言葉が出てこなくなり「あれ」「それ」といった代名詞が増えてくる、几帳面だった人がだらしなくなり汚れた食器が流しに積み上げられる……である。

この時期は健忘期とよばれ、中核症状としては、もの忘れが中心的な症状であるが、妄想などの激しい精神症状がみられる人も少なくない。後に詳しく述べるつもりだが、痴呆という診断に先だってもの盗られ妄想が出現し、その治療をしているうちに痴呆症状がはっきりしてくる、という人もいる。

痴呆中期

痴呆がさらに深まり、記憶障害だけではなく、見当識障害がはっきりしてくる。それも時間だけではなく、自分がいる場所もわからなくなると徘徊が起きやすくなり、通い慣れた道でも迷子になる。何度も警察に保護されると、家人は探し回って疲れ果てたあげくに叱られたりすることもある。

収集癖、つまり不要と思われるものを集める行為がみられることもある。ゴミ、布、広告紙……。ときには、食べ残したものをタンスの奥にしまい、腐らせる。近所から自転車や盆栽などを持ち帰り、家人が謝って返しに回るのだが、どこから持ってきたかわからず捨てるに捨てられず、自宅がゴミ置き場のようになって困り果てる。そのほか、あまり原因がつかめない興奮や攻撃的言動、便所以外での排泄《はいせつ》、便いじり、過食、夜中に起き出す、火の不始末など行動の障害が問題になる。

さらに、ひとりで入浴してもらうと洗身が不十分になる、言わないと洗顔や歯磨きをしない、金銭管理がまったくできなくなるなど、日常生活の難しさが目立ってくる。人物誤認も生じ、久しぶりに訪ねてきた娘に「あなたにはどこかで会ったような気がするが、どなたさんだったでしょうかな」などと言い、娘がショックを受けるというようなことも起きてくる。

言葉の障害はさらに明白になり、言葉数が減るだけではなく、鉛筆を「書くもの」と言ったり、庖丁を「菜っぱを切るもの」と言ったりする。あるいは、タバコを吸うためにマッチをするというような行為ができなくなり、着衣、脱衣もうまくいかなくなる。なかには、鏡を見て、映っている像が鏡像であることがわからなくなり、話しかけたり、殴りかかったりする人もある。パーキンソン様歩行といって小刻みで、前かがみの歩き方になり、転倒しやすくなる人もある。

この時期は、混乱期とよばれ、介護者の心身の負担がもっとも大きくなる時期である。

痴呆末期

痴呆がさらに重度になると、歩行、さらには坐ることも難しくなって寝たきりになる人もいる。言葉は失われ、あっても喃語《なんご》(赤ちゃん言葉)様の「バーバババ、ビュー」などという発語や慣れない人には意味が通らない言葉だけになる。また、日常生活全般にケアが必要になる。食物を飲みこむのも難しくなり、誤嚥《ごえん》性肺炎を繰り返すと、経管栄養(管を胃に入れて栄養補給する)、持続点滴などに踏み切るかどうかの選択が迫られる。覚醒・睡眠リズムがはっきりしなくなり、一日中、意識がぼんやりしたような状態になる。なかには、けいれん発作がみられる人もいて、全体的に身体ケアの比重が増す。

なお、末期という言葉はあまりに語感が悪いので、ここからは重度痴呆とよぶことにする。

2　私小説にみる痴呆老人の世界――耕治人を読む

さまざまな生の姿

ここまで痴呆の経過について概観的な記述をした。しかし、痴呆を生きるということは、あるいはそもそも人が生きるということは、このような記述を越えたところに真実がある。

そこで、ここからは耕治人《こうはると》の小説を引用して、痴呆を生きるひとりの女性と彼女とともに過ごした夫のこころのゆらぎを追いたい。これは痴呆の経過の典型像を示すためのものではない。

だが、ここには痴呆を生きることの、そして彼らとともに生きることの、ある種普遍的な姿が開示されていると思う。

耕治人の病妻三部作

耕治人(一九〇六―八八)は、世にあまり知られていない小説家であり、詩人である。彼の小説は、私小説という範疇《はんちゅう》におさまるものが多く、その作風にはどこか不器用な感じがつきまとう。だが、どの作品を読んでもその文章同様不器用だが、まっすぐな彼の人柄や生き方が透けて見えて、一読、すがすがしい気持ちになれるので、私の好きな作家のひとりである。

その彼の晩年の作に、痴呆を病む妻を描いた三部作『天井から降る哀しい音』(初出『群像』一九八六年七月号)、『どんなご縁で』(初出『新潮』一九八七年一一月号)、『そうかもしれない』(初出『群像』一九八八年一月号)がある。

これらの小説を一つの事例として読み、痴呆という病を生きることの悲惨と希望をみつめようと思う。小説をこのように読むことが邪道であることは重々承知している。しかし、痴呆を病むということの、そして彼らを介護するということの具体的な様相が見事に描き出された文章は、私たち臨床家が書く事例を越えた深い意味をもっている。彼の優《すぐ》れた小説を、このような試みでおとしめないことを願っている。

耕治人の生涯

耕治人は熊本の生まれ。明治学院高等部卒業後、婦人雑誌の出版社に勤め、そのかたわら売れない詩を書いていた。この間に、彼の一家は彼を残してみんな結核で死んでしまう。当時、結核はまだ死病だったのである。彼もまた結核に侵され、入院する。そこに社長の命を受けて女性社員が見舞いに訪れる。そして、耕が退院した後、ふたたび彼女は彼の下宿を訪ねてくる。彼女は殺風景な部屋を見回していたが、押入れに積んであった耕の詩集に目を留めた。耕がそのなかから一冊を取り出し手渡すと、彼女は「これをもらえないか」と言った。耕はこれだけで彼女を見そめ、やや性急に彼女に結婚してくれと言う。だが、彼女はある事情から生涯独身を決意しており、いったんは断る。しかし、耕はあきらめず、強く迫って、ついに承諾を得る。こうして耕は、生涯の伴侶を得るのである。

その後、耕はやはり売れない詩や小説を書いていたが、戦争中、自分の罪を免れようとして無関係な彼を不穏分子と密告した知人のために留置場に入れられる。彼女は差し入れに通う。

耕は、極端に人見知りする人だったというが、争いごとのできない人でもあった。その彼が六二歳の時に、不動産のことで争いに巻きこまれる。しかも、その相手は恩師川端康成であったから、彼は極端に不安定な精神状態に陥り、眠剤をのみ過ぎてせん妄状態を来たし、精神病院に入院する。彼女は一日おきに面会に行く。さらにその後、うつ状態に陥った耕は、死に場所を探してうろつく。だが、彼女はどこか泰然自若として耕を支え続ける。

二人には子どもがいなかった。そんなこともあって、老境に入った彼らは寄り添うように日々を送っていた。その彼女に痴呆の兆候が現れたのである。

耕夫婦の生涯を振り返ったのは、彼らの人生抜きに彼らのこころのゆらぎを理解することはできないと考えたからである。むろん、これはなにも耕夫婦に限ったことではない。

(1)『天井から降る哀しい音』――初期痴呆の世界

痴呆発症の気づき

「あれが痴呆のはじまりだったのか」と家人が振り返って話すのは、ごく些細《ささい》な日々のエピソードである。その一つ一つは取り立ててあげつらうほどのことではなく、大半は「年のせい」ですまされていたことである。耕夫婦の場合は、こうであった。

一昨年の春頃から、どことなく感じが鈍くなった。その頃家の修理をしたが、大工から請求された料金のほか心付けを渡した。心付けはいつものことだが、そのときは法外な額だった。

……出来上った料理は、以前とどこか違っていた。そのうちにはもと通りになる、なにも言わず辛抱して食え、と自分に言い聞かせ、平らげることにしてきた。

これらはすべて「どことなく」としか言いようのない変化である。だから、長年、生活をともにした者にしかわからない。いつもそばにいる嫁が変化に気づいても、その報告を受けた息子はまったく信用しない、ということもあって、それでいさかいになったりする。

日常生活におけるつまずき

先に述べたようなつまずきは、まだ生活全体を巻きこむまでには至っていない。しかし、しばらくすると「年のせい」というだけではすまされない、さまざまなトラブルが起きてくる。その多くは記憶障害、それもエピソード記憶とよばれる、日常生活の出来事についてのもの忘れによるものである。つまり、「いつ、どこで、なにをした」という記憶が失われるのである。彼女の場合はこうであった。

家内が八百屋や魚屋などで買ったものを忘れるようになったのは、去年の春あたりからで、はじめのうちは忘れたのを認めようとせず、「八百屋の奥さんがほかのお客と話していて、あたしに渡すのを忘れたのよ」とか「魚屋の奥さんが包むのを忘れたんだわ」などといい、急いで取りにいった。

……家内が品物をかいた紙切れを、買い物籠に入れ、私がマーケットなどへ行くようになったのもそのあたりからだが、家内との二人暮しだから当然のことで、家内から頼まれたわけでない。

もの忘れによって生じる典型的な事態である。しかし、問題は忘れることだけにあるのではない。自分が忘れやすくなっているということまで忘れてしまう。だから、結果的に他人のせいにするということも起こってくる。八百屋さんが、あるいは魚屋さんが忘れたのだ、というように。これを決して単なる言い逃れと考えてはならない。痴呆の兆候の一つなのである。

このような言動がみられれば、仮に画像診断や痴呆のスクリーニング・テストなどで痴呆と診断されなくとも、痴呆のはじまりが疑われる。

恬淡とした態度

彼らは自分が忘れやすくなっていることを認知できない。だから、彼らは自分が引き起こしたつまずきを指摘されても、一見、恬淡《てんたん》としている。わざとそのような態度をとっているわけではなく、トラブルが自分のせいで起きていることが理解できないためである。

ところが、まだ彼らの日常生活全体はそんなに崩れていないから、周囲はそうは受け取らない。迷惑をかけているのにけろっとしている、と映る。そこで、周囲はいらだち、彼らを叱責し、訂正をせまる。

しかし、失敗の原因が自分にあることを認知できなくなっている彼らは、いわれなき叱責を受けていると感じる。彼らのこころはゆらぎ、さまざまな行動障害や精神症状が反応的につくり出される。さらに、このようなことが続くと、ふと「ひょっとしたら自分に責任があるのかもしれない」と感じることがあっても、素直にそれを認めることができなくなる。逆に意地になって否認する。こうなると、痴呆本来の症状と反応的につくられた態度が渾然《こんぜん》一体となって、さらに事態を悪化させる。

だが、耕は彼女を責めない。「頼まれたわけでな」く、「二人暮しだから当然のこと」と考えて、なれない買い物に出かけていく。このようなかかわりが彼女の混乱を最低限にとどめているように思える。しかし、事態はさらに悪化する。

鍋を真黒くされるのには困った。……鍋の外側はなんともないのに、内側は真黒で、その黒さが異様な感じだ。煮たものも真黒く、跡形もない。黒さは洗っても落ちない。落とす薬はあるに違いないと思うが、家内は新品を買ってくる。真黒くなったのは捨てるのが惜しいのか、流しの下の、観音開きの戸をあけ、しまっておいた。そこへ納まらなくなると、棚の方へ移した。私は見兼ね、そっと黒いポリ袋に包み、紐でしばり、分別ゴミの集積所へ持ってゆくことにしていた。

ここにはすでに防衛策がとれなくなり、自分の失敗を隠すこともできなくなった痴呆老人の姿がある。そして、このようなエピソードが続いたある日、耕はついに彼女を叱りつけてしまう。

異様な臭いがあたりに流れてきたのを感じた。急いで台所にゆくと、鍋はジリジリ怒ったような音を立てている。

「早くガスを消しなさい。なにしてるんだ」

家内はニコニコしている。私は不気味になり、あわてて、ガスを止めた。……無性に腹が立ち、

「なん度焦せばいいんだ」

とわけのわからぬことを、隣近所に聞こえるような声で怒鳴った。

家内は「ごめんなさい」ともの柔かくいったが、目は坐り、顔色は変っている。私は後悔したが、家内もそのあと料理をこしらえたい、と言わなくなった。

不如意の感覚

痴呆を病む者は自らのつまずきに一見、恬淡としており、それがいっそう周囲のいらだちを招くと書いた。だが、決して誤解してはならないのだが、彼らは感情を失ってしまっているのではない。

彼女も耕の叱責にはじめはニコニコしている。叱責の意味さえ把握できなかったからである。恬淡とした態度といったのは、このような態度のことだが、それは温厚な耕にも不気味に映る。そして無性に腹が立ち「わけのわからぬこと」を大声で怒鳴る。このように自分の言動を自覚できる夫はあまりいないが、それでも彼女の目は坐り、顔色が変わる。そして、以後、このエピソードがしっかりと心の奥底の記憶に残ったかのように、料理をつくらなくなるのである。

痴呆を病む人たちは、一つ一つのエピソードは記憶に残っていないらしいのに、そのエピソードにまつわる感情は蓄積されていくように思える。叱責され続けると、そのこと自体は忘れているようでも、自分がどのような立場にあるのか、どのように周囲に扱われているのか、という漠然とした感覚は確実に彼らのものになる。

逆に、せっかく苦労して一緒に行った旅行から帰ってきた直後に、旅行に出たことさえ忘れてしまい、がっかりさせられることがある、だが、そのような心遣いは必ず彼らのこころに届き、蓄積され、彼らを支える。

別のエピソードでは次のように語られている。

四畳半の座卓の前で俯き坐っている。小さく、影が薄い。テレビは消し、陰気な感じだ。

「どうしたんだ」

顔をのぞくと、眼に涙をためている。

……「あたしなにも出来ないのよ」といって泣き出した。

「急にそんなことを言い出して。どうしたんだ」

「手もこんなになってしまって」

骨張り、しわのよった手を差し出したから、私は両手でもんだり、さすったりしながら、

「ぼくのせいだよ。ぼくのせいでこんな手になったんだ」

「そんなこと言ってるのじゃないわ。なんていうのか——ああ言葉が出てこない」

自分の額を手でパンパン叩いた。

「死にたい」

私は胸を衝かれ、家内の肩をもんだり、背中をさすったりしながら、私が留置所に入れられているあいだ一日置きに、差入れに通ってくれたこと、頭がおかしくなり入院したとき、一日置きに病院に来てくれたことなどを喋り続けた。声はかすれ、咳しながら私は必死だ。

繰り返されるつまずきにまつわる感情が蓄積されてゆき、彼らはどこか自分の意のままにことが運ばないという不如意の感覚(気分といった方がよいかもしれない)にさいなまれるようになる。つまずきの指摘にも一見、恬淡とした態度をとり、周囲を焦燥に巻きこみ、激しい叱責を招き寄せた彼らは、突然、言うのである。「自分がなくなっていく」「今が消える」「暗い穴に引きこまれるみたい」「早くお迎えが来てほしい」、あるいはもっと漠然と「何となく調子が悪い」「年でもう駄目」。

言葉にならないこともある。それでも、漠然とした不全感は確かにあるようで、痴呆のごく初期の段階に、なかにはまだ痴呆と見極められていない時期に、このような気分と何らかの関連を有すると考えられる抑うつ気分や不安、焦燥、まとまりを欠く言動、身体的訴え、妄想や作話、人柄の変化などを示す人が少なくない。

現在と過去を往還する思い

彼女が料理をつくらなくなり、自分が叱りつけてしまったことを悔いていた耕だが、しばらくたったある日、彼女は突然「南瓜《かぼちゃ》を煮る」と言う。耕は「南瓜だけだよ。南瓜以外のものは買わないでくれ」と念を押して必要な金額を手渡し、彼女を買い物に送り出す。買う品物が複数の時、あるいは立ち寄らねばならない店が複数の時には忘れてしまうことが多く、余分のお金が財布にあると不要なものを買ってきて、それが台所の隅のポリバケツにいっぱいになっているからである。

そして、耕は彼女のために履物《はきもの》を玄関の土間に揃えてやり、門扉の外まで送り、「気をつけてゆきなさい。転ばないように足許に気をつけて」と言う。その時、耕は思い出していた。数年前、彼は身体《からだ》が思うように動かなくなり、さらに身体が淀《よど》み、腐ってゆくように感じた。そのとき彼は七四歳。彼は死に場所を求めてうろついたのだ。

私は家内が丈夫なうちに死にたかったのだ。寝た切りの老人になって家内に苦労をかけることを恐れたのだ。……家内はなにも言わず私が請求した旅費の倍近い金を渡してくれ、私の靴を揃え、門扉の外まで送ってき、「無事に帰ってくださるまで待っています」と思い詰めた顔で言った。

……ところが三日三晩さまよったあいだに、身体の淀みはいつか消え、腐ったような臭いも消えていった。……そんな私をどう受け止めてよいかわからず、空しく帰ってきた。その私が家内に代って買い物にゆき、時には買い物にゆく家内にお金を渡しているのだ。

痴呆を生きる者も、その家族も、逃れることのできない現在と、時間の彼方に霞んで見える過去とを、いつも往還している。今を過去が照らし、過去を今が彩《いろど》る。

そのために、現在がゆがんで捉えられたりすることもある。あの私の自慢の母がぼけてしまうなんて、ありえない。あのわがまま放題だった父を思えば、今の父の行動は、痴呆のせいなんかじゃない、昔のままの父だ。こんなことを声高に主張する家族も少なくない。

彼らにかかわる私たちは、同じ時間を共有することなどできそうにない。それでも、彼らには彼らの歴史があり、時間の重みがあることだけは忘れてはなるまい。

火の不始末

在宅介護ではさまざまな窮地が生じる。なかでも、火の不始末はかなり決定的な窮地を日常生活にもたらす。痴呆を病む者にとっても家族にとっても、である。

彼女は無事に買い物をして帰って来る。そして、南瓜を煮始める。そこに来客があり、彼女は玄関に出てゆく。しかし、痴呆を病む者にとって複数の異なる行動を同時に行うこと、しかもそれぞれの行動に目配りが必要な状況を乗り越えるのはきわめて困難である。煮物をしながら洗濯する、おしゃべりしながら縫い物をする、相手の言い分に配慮しながら自分の意見を言う、このような行為は失敗を招きがちなのである。

門扉の方で突然大きな音がした。なんのことだろうと思ったら、家内が玄関から駆け上り、台所へいったと思ったら、蛇口からほとばしり出るジャアジャアという音がし、水をかけるらしいザァザァいう音がした。急いで台所にゆくと家内がポリ容器に入れた水をあたりの棚や板壁にかけている。私もあわてて、そこらにあったもので、水をかけた。かすかな煙が、あいた窓から、ゆらゆら流れ出ている。

……もし火事になっていたら、……隣近所に及ぼす迷惑は、はかり知れない。いまはそれが現実のこととして受け止められた。

介護者が担わねばならない労苦は、直接的な介護を超えて、隣近所や親類縁者との関係にまで拡大していく。

社会的援助と老人の気持ち

小火を出したときに彼女を訪ねてきたのは、敬老祝い金を持参した民生委員だったが、それからしばらくして突然訪ねてくる。そして、ガス漏《も》れ警報器と火災報知機、消火器を取り付けるように老人福祉課に連絡しておいたという。

二週間ばかりして担当者が来る。耕は「福祉課の人と話していたとき、社会のなかで老人の置かれた位置が見えてきたような気がした」と書いている。どのように見えたのかは書かれていない。しかし、配慮していただいて有難いという感謝の気持ちとだけは言えないものであっただろうことは、文章の端々に感じられる。

機器を取り付けに来た日のことである。作業を終えると、緑の板に白墨で工事の内容、住所、名前、性別、日付が書かれたものを持ってきて、撮影が始まる。

> そのとき私はわきに立って見ていたのだが、私を見上げ、妙な笑いを浮かべた。
> 記入が終ると、若い人はそれを両手で掲げるように持上げ、年上の人が足継台にあがって、警報器と報知機がうつる角度に、カメラを持ち、撮影した。
> ……「まあ仲よく二人で暮してください」

年上は、片付けが終って玄関を出るとき、そういった。

「なんだかあたしたちのうちじゃないみたいね」と家内は天井を見上げながら言った。

火災報知機とガス漏れ警報器を取り付けられた家は、安心できる場所になったようにも思え、しかし、まるで世間に監視されているようでもある。処遇の対象とみなされるようになった自分たちの存在に彼らはなじめないでいる、といったらよいだろうか。そのことを、痴呆を病む彼女が的確に言ってのける。「なんだかあたしたちのうちじゃないみたいね」。

夜の行動

痴呆老人を自宅で介護する者がとくに負担を感じる大きな問題に夜間の行動がある。

物音で醒めた。……ベッドとベッドの狭いあいだに立って、なにやらやっている様子だ。よく見ると毛布と、その上の電気毛布を引張り出している。そのうち、まるめ出した。……声をかけたいが、喉を締めつけられた感じで、声が出ない。……やっと、

「寒いから。かぜ引くよ。待っていなさい。ベッドを直すからね」

と言い、枕許の時計を見たら、二時二十五分だ。(彼女をベッドに寝かせつけ)ほっとし、電気を消そうとしたら、

「あたしが考えていることがちっとも実現しない」

と言い出した。……私の方が混乱して、返事のしようがない。

「やりたいとおもうことはなにも実行出来ないのよ」

同じ調子で、又言い出した。私はやっと、

「長いあいだ働いてきたのだから、このあたりで休むのはいいことだよ。そのうち実行出来るよ」

(この後、耕は少量の酒を飲ませ、彼女を寝かしつけた。そして、次の日の朝、食事をしていると)家内はふと庭の方へ顔を向け、

「昨夜はすみませんでした」

低い静かな声。顔を見て、正常に戻ったことがわかった。

夜間に意識レベルが低下し、それに伴って認知レベルも低下するという病態を背景にさまざまな混乱が生じる。夜間せん妄といってよいだろう。このようなときの痴呆老人の言動は、こ

ころの底にある不安が浮き上がってきたようなものになりがちである。だから、介護者はいっそう対応に苦慮する。

このような行動が続くと、介護者は不眠も手伝って情動が不安定になり、それが痴呆を病む人をさらに不安定にするという悪循環が生じてくる。彼女のように朝になると一時正常に戻ったかと思えるほど認知レベルが上昇することもあるのだが、このようなゆらぎもかえって介護者をとまどわせる。

やさしい誤解

夜の行動は繰り返されることが多い。耕の場合もそうだった。

突然ピシャッという激しい音で醒めた。襖が一杯あき、電燈の光を背中に受け、家内が立っている。

「ご飯の支度が出来たのよ。起きて頂戴」

……「からかうのは止めてくれ。寒いから寝るよ」

ひょいと台所の方を見ると、焜炉の口が真赤だ。薬缶がかかっている。瞬間のうちにガスで、炭火を起こしたことを覚った。頭がはっきりしてきた。……火事になった場合のことが頭をよぎり、ドアの上に取りつけた二箇の警報器がわめき出すことを考えると、身体がふるえ、いきなり家内の顔を殴った。

家内は顔色を変え、震える声で、

「あたし親からも殴られたことはないわ」

といい、声を上げて泣き出した。

家内が哀れになり、私の気持は鎮《しず》まった。家内を殴ったのは、はじめてだ。ひょいと椅子の方を見ると脱ぎ棄てた着物がきちんと畳んである。……テーブルに茶碗を並べたり、ガスで炭火を起こしたりしているあいだに畳んだのであろう。私は家内の前に跪きたくなった。

「殴ったのは悪かった。かんべんしてくれ。三時間もすれば夜が明けるから。そしたらご馳走をいただくよ。それまでひと眠りしよう」

……家内は私がこのところ原稿のため夜更しするのを知っていた。それで私を慰めるためご馳走をこしらえたに違いない。何日も前から、家内はそのことを考えていたのではないか。

耕が原稿を書くために夜更かしするのを知っていて、それを慰めるために何日も前から考えていて、彼女がご馳走をつくったというのは、耕のやさしさが生んだ誤解だったかもしれない。単に時間の見当識障害の結果だった可能性が高い。しかし、そのような正しい指摘は、意味がないばかりか、こころない仕打ちでさえある。ケアには相手の心根を汲むという作業が何よりまして大切である。

天井から降る哀しい音

この中編小説の最後は、このようである。

（白菜をいただき、牛肉などと炊き合わせたいと彼女が言う。耕は「鍋をガスにかけるのは、ぼくが帰ってからにしてくれよ」と言い残して買物に出る。しかし、帰ってくるとすでに真黒な鍋がかかっている。）

「もう煮えてるの。あなたの帰りが遅いから、冷《さ》めるといけないから、火を小さくしてあるの」

不吉な予感で、鍋を持ちあげると、青い火がチョロチョロしているのが、小さな青い舌のようで、不気味で急いで止めた。

……「おまえの気持は有難いが。なぜだかわからないが、トロ火はあぶないんだよ」

そんなことを言い合っているうち頭の上の、警報器が鳴りだした。

「ほら鳴ってるじゃないか」

天井の、赤い小さな灯を見上げると、ついたり消えたりして鳴っている。

家内は、「なにか音がしているみたいね。玄関のベルかしら」と見当違いの方を見て、ゆっくり言った。

「警報器だよ。上をごらん」

家内は鈍い視線を警報器へ向けた。

「あら鳴ってるわ」

ようやく言った。その音はリンリンという勇ましい音でもなく、ガアガア、がなり立てる音でもない。それほど高くないが、助けを求めるような、悲し気な音に聞えた。

やがて止んだ。

……その夜ベッドに入ってからも低い、悲しげな音は耳の奥から響いてきた。それを聞きながら両親、兄姉妹の法名と何歳往生と唱えながら、いつかそのあとに私八十歳、家内八十歳と付け加えていた。

ここに書かれた出来事は、老夫婦を襲った悲惨とみることができる。次で紹介するが、痴呆の進行に伴って悲惨はさらなる深まりを見せる。だが、痴呆を生きるということは、あるいは彼らとともに生きるということは、それだけだろうか。痴呆のケアにあたる者は、痴呆を生きるということの悲惨を見据える眼をもたねばならない。しかし、その悲惨を突き抜けて希望に至る道をも見いださねばならない。

希望の源はさまざまであり得る。しかし、痴呆を病むということは、人の手を借りることなく暮らし、生きていくことが困難になるということだから、ひととひととのつながりに依拠する部分が大きくなるということである。とすれば、希望はこの関係性に見いだされねばならない。

ここに書かれた悲惨を生きる二人の姿は、あるいは代えがたいものを喪《うしな》う二人の言いようのない哀しさは、なぜか私たちに生きる力をよみがえらせ、私たちが日常見失いがちな希望さえ与えてくれるように私には思える。

(2)『どんなご縁で』——中期痴呆の世界

身についた習慣の崩壊

『どんなご縁で』が発表されたのは『天井から降る哀しい音』の一年数か月後であり、彼女の痴呆はさらに進行している。耕夫人の痴呆は、彼女のつくる料理がどことなく違う、と感じられたところから始まっていた。料理は案外に複雑な工程を含んでいるからである。これと比較すると洗濯などは、まだ簡単な作業に属する。身についた習慣になっている、といってもよい。だが、痴呆が進むと、その洗濯もできなくなる。病前の彼女は「洗濯好き」だったにもかかわらず、である。

夜中、便所に起きた耕が、湯殿に電灯がついていることに気づき、洗濯している彼女に「いい加減にして寝てくれよ」と言ったのだが、彼女は、静かな声で、「あたしもう洗濯が出来ないわ」とつぶやく。そこで、洗濯機を買ったが、しばらくすると、それさえできなくなる。

呆けが進行し、洗濯機を動かすことも出来ず、汚れものを、洗濯機のなかに入れるという単純な作業さえ出来なくなったとき、ようやく私が家内に代り、洗濯機を動かすようになったのだが、そのとき家内を憐れみ、いくらか優越感さえ覚えたようだ。

介護者が痴呆老人に抱く心情は、さまざまである。耕が彼女に感じたという憐れみ、優越感には、まだ幾分かの余裕を感じることができる。だが、この余裕は徐々に奪われていく。

介護者が抱く罪の意識

在宅での介護者は心身に大きな負担を抱えている。ある調査によれば、在宅で痴呆老人を介護する家族のうち、なんらかの身体症状（頭痛、関節痛、肩こり、倦怠感など）を訴える人が八割以上、何らかの精神症状（イライラ、不安、攻撃的、抑うつなど）を訴える人が七割以上あった、という。

にもかかわらず、在宅で介護している人は、なぜそのような選択をするのだろうか。痴呆を病む人に深い愛情を抱いている人、周囲から強制されて義務感でそうしている人、家制度からくる倫理観にしばられている人、介護保険制度を利用する道筋を知らない人など、理由はさまざまである。経済的には、介護保険施行後に限っていえば、かえって在宅介護の方が、負担が大きい。

ところで、在宅で直接介護にあたる人の大半は女性である。だから、介護問題は女性問題でもあると言われる。一方、男性は在宅介護者のわずか一五％なのだが、夫が妻を介護している場合、在宅を選択する大きな理由の一つが、妻に対する夫の罪の意識であることが珍しくない。仕事で忙しく、夫婦の時間などまったくとれず、ようやく定年になってこれから、というときに妻が痴呆を病む。なかには、妻をぼけさせたのは自分だ、と自責の念にさいなまれる人もいる。耕の場合も、そうであった。

洗濯できなくなった彼女に代って、八一歳になった耕が洗濯するようになる。だが、肩にこたえてくる。そして、初めて耕は発見するのである。


家内の襦袢が十枚くらいしかないことに気づいたとき、竦然とした。腰巻も少ない。それに対し、私のTシャツ上下は何十組もある。……どうしてそんなことになったのか、家内に尋ねたことがあるが、戦争中私のシャツに困り、機会があるごとに買いだめ、それが一昨年あたりまで続いたことがわかったのだ。

……家内が呆け、洗濯出来なくなってから、気づいたのだから、これで私がいかに自分勝手な人間かがわかるというものだ。一事が万事、私の乏しい収入を、彼女の働きでカバーし、私に対し、恩着せがましいことも、怨みがましいこともいったことはなかった。

公的援助を受けるように勧められた耕は書くのである。「家内の呆けの原因は、私にあると思うようになったから、役所や施設のお世話になることに抵抗があった」。

意欲障害の進行

痴呆の一般的イメージは、徘徊や便いじり、もの盗られ妄想や攻撃性といった、だれの目にも明らかな障害で悩まされるというようなものであろう。これらの症状は陽性症状とよばれ、治療とくに精神科治療の主な標的となる。

しかし、実際にケアにあたっていて難渋するのは、この病が生きるエネルギーを徐々に奪うというところにある。その結果、元気がなくなり、ものぐさになり、閉じこもりがちになる。これらは陰性症状とよばれるが、意欲障害はその代表的な症状である。このような症状を乗り越え、いのちの炎を保ちながら、痴呆という病を抱えても生き生きと暮らす道を見いだすことが、実は痴呆ケアの最も難しい課題かもしれない。彼女の場合は、こうであった。

家内は、洗濯と同じように風呂が好きで、一昨年までは毎日のように入っていたものだが、湯殿で洗濯が出来なくなったあたりから、三日か四日に一度くらいになった。洗濯もそのをすべて私が受持ってからは、もう風呂のことは忘れたようで一週間、十日入らなくても気にならない様子だった。

それで私が風呂に入れることにしたのだが、……私も気ばかりあせり、足許はよろめき、家内の体を扱いかね、つい怒鳴ってしまったりした。そんなとき「だからあたしお風呂に入りたくないのよ」と正常に戻ったようなことを言われ、ギョッとしたことがあった。私の方も家内を風呂に入れたあとは、一週間ばかり体の具合がよくなかった。

生活習慣の崩壊を引き起こす原因は認知障害と考えられがちだが、実は意欲障害というか、生きるエネルギーが衰えていくことに起因する部分も大きい。それは、デイケアなどの援助によって再び暮らしの意欲が出てくると、解体したはずの生活習慣が修復される例が決してまれではないことから推察できる。

援助とズレ

痴呆が深まると、人の手を借りないとできないことが増えていく。それに従って、介護にあたる者の負担は増加する。耕の場合は、入浴の介助がむずかしくなり、清拭《せいしき》に頼ることになるのだが、ついに、あせものような「デキモノ」が背中に出来てしまう。そして、悟るのである。「家内の介護(このなかには家内と私の三度の食事の支度もふくまれている)の月日を重ねるにつれ、私だけでは到底不可能なことが、だんだんわかってきた」。

医師からも「おじいちゃんが倒れたら、おばあちゃん一人になるからねえ。おじいちゃんが倒れないようにしなくちゃねえ」と言われる。決心して、役所に連絡をとると、役所から担当者が来宅し、「デイホーム」(デイサービス)を勧められる。また、当面、入浴で困っているようだから、老人ホームで入浴サービスを受けるように言われる。

夫の手だけによる在宅介護の終焉である。無理に家族が負担を抱えこまず、社会資源を利用する。このこと自体は、おそらく正しい選択である。だが、この選択は、サービスを提供する者と、本人や家族の意識とのズレの始まりでもある。このズレは徐々に拡大することもあって、家族にとっては、サービスを利用することでかえって心理的負担を増すことにもなりかねない。

耕夫婦の場合は、このようであった。保健婦とおぼしき担当者が初めて彼らを訪ねてきた場面である。

家内はテーブルに向った椅子にかけ、ニコニコしていた。お客さんがあると、そんな顔をすることがある。

Tさんはテーブルのところへ戻り、立って、家内を見おろしていたが、

「どうも気になる。髪を切りましょう。入浴の前に、短かくしておきましょう」

私もバサバサの髪が気になっていた。Tさんはショルダーバッグから、鋏と櫛を取り出し、櫛で髪を整えながら、切られた。家内はじっとしていた。

ここのところでの耕の筆致は、決して非難をこめたものにはなっていないかもしれない。しかし、初対面のTが彼女を「見おろしていたが」、「気になる」からと、いきなり彼女の髪を切り出すのである。

ある時期まで、老人ホームに入所すると、ケアの便宜のために半ば強制的に短髪にする、そして「かわいい」とはやし立てる、などということがあった。このような行為に対して感じる気味悪さを、私はTの「親切」にも感じてしまう。耕もまた、後の文章で「淋しい気がし

た」と書くのである。

このようなズレは、生活に直接的にかかわるサービス(ホームヘルパーなどの、いわゆる訪問系サービス)を受けるようになると、さらに拡大する。耕は紹介所に頼み、「お手伝いさん」が来てくれたとき、「心からほっと」する。しかし……。

お手伝いさんのYさんは、テーブルに向った椅子にかけた家内を、立ったまま、指さし、「こんなことにならぬようにあたしは、自分の金で、高い蜂蜜を買って、飲んでいる」といってから、手提袋から、古い感じの丸い缶をとり出した。蓋をあけると、紙箱やビスケットのようなものが入っていた。紙箱から飴玉を一つとり出し、口にほうり込み、それから家内と、私に一つずつ渡した。家内は受取らなかった。

読んでいて、つらくなる。飴玉《あめだま》を受け取らなかった彼女は、お手伝いさんの言動をやんわりと、しかし、はっきりと拒絶している。結局、耕はトラブルが続いたこともあって、このお手伝いさんを断り、他の紹介所から別の人を派遣してもらっている。

「聖なるもの」との出会い

「ぼけ老人をかかえる家族の会」という全国組織がある。痴呆老人の在宅介護にあたっている方々を中心にした家族会である。各地に支部もある。私自身も会員なのだが、この会合に出ていていつも不思議に思うことがある。

彼らは涙ながらに介護の苦労を語る。「蹴飛ばしてやりたい」「私など、おじいちゃんを殺して死んでしまおうとしたことがある」などと言う人もいる。だが、旅行などにご一緒すると、かなり多くの人たちが、なぜか明るいのである。その理由をお尋ねすると、「そんなことはない。泣きの涙、恨み辛みで生きてるんです」などとおっしゃることが多いのだが。

おそらく、労苦の多い長年の介護のなかで、彼らが「聖なるもの」としか言いようのない「なにか」に出会われるのではあるまいか。それはこれまでの人生、考え方、感じ方を大きくゆるがすようなものですらある。

耕の場合を追ってみよう。妻が初めてホームに行き、入浴のサービスを受ける場面である(入浴のために老人ホームに移動するに際して、十分歩ける彼女のような人を担架に乗せるのは不思議なのだが)。

車の後部から、担架のようなものが、大きな音と共に引張り出され、濃い紫色の、寝袋のようなものがひろげられ、それに家内の体を包むと、担架は再び大きな音と共に押し上げられるようにして、車のなかに納まった。……寝袋のなかの家内は、眼をじっと閉じていた。髪を切ったためか幼い子のようにも見えた。切った夜は、どういうわけか私は淋しい気がし、眠れなかったことが浮んだ。

……（デイホームの浴槽に入った彼女を見ると）家《うち》の湯殿で、ジャブジャブやっていた頃の家内も痩せ細っていたが、いま眼の前の家内は、そのときより一層痩せ細り、骸骨のようだ。それでいて、その体から後光が射すように感じられたのは、五十年も私のため、自分を棄て、尽してくれたためであろう。

二人の女性によって、その浴槽から、他の浴槽に移され、頭、顔、胸、腹、両脚と、石鹸で洗われてゆく家内が、涙でかすんだ私の眼に、この世ならぬ美しいものに変ってゆくように思われた。

安易に「わかる」などと言うことは、はばかられるような文章である。しかし、あえて私の経験に即していえば、こういうことであろうか。痴呆が深まると、病は身体を巻きこむ。歩けなくなり、姿勢を保つこともできなくなって、入浴の際などには抱き上げねばならなくなる。この頃にはやせが目立つ人が多く、抱き上げたときに腕に感じる体重が徐々に減っていく。そして、ある日、ほとんど重さを感じないまでになる。このようなとき、ふっと「この世ならぬもの」になられた、と感じることがある。

規範からの逸脱は、見様を変えれば、規範へのとらわれからの自由である。身体的無惨も、見る者によっては人間を限界づける身体性からの超越と映る。そして、何よりも、ともに過ごした時間が、悲惨を「この世ならぬもの」「聖なるもの」に変化させ、いとおしさを生む。

このような見方の正否を、ここでは問わない。また、正否を問うような類の問題でもない。しかし、痴呆という病に光明を見ようとすれば、規範、常識、利害、役割……からある程度自由になることが必要なことだけは確かであるように思われる。専門家として痴呆のケアにあたる者も、どこかでこのような自由を手にしなければ、情熱をもって、あるいは天職と考えて仕事を始めても、いつか痴呆を病む人のそばにいることが苦痛になる。

多くのご家族にとっての「自由の獲得」は、ある意味でもっと具体的である。きれい好きで家に塵《ちり》一つ落ちていなかったような人がずいぶんおおざっぱになる。外聞をいつも気にしていた人が痴呆を病む家族を抱えていることを公言し、外国旅行にまで一緒に連れて行くようになる。仕事が趣味のようだった人が毎週、一緒にドライブにでかけ、それまで入ったこともなかった厨房に立つようになる。そして、ぎくしゃくしていた夫婦関係が今までになくしっくりしてきて、深まる。逆にいえば、このような変化なしに介護にあたり、それも完全を目指すような介護者は、バーンアウトしがちである。

迷子

規範や常識へのとらわれから自由になるということは、理念的に理解されたとしても、これを現実の生活のなかで受けいれるのは、それほど容易なことではない。耕の場合、火の不始末に難渋する姿を紹介した。次に生じたのは、徘徊の出現、あるいは迷子になる、という事態である。

門の外に出さないように……気をつけているのだが、疲労から、どこかで私の注意力が消えてしまうらしかった。

先日昼の食事を作っていたとき、家内は台所の隣りの玄関の、上り端近くに坐って、土間におりたり、上ったりしていた。玄関のドアには鍵がかかっていた。

「明けようとしても無理だよ」とか「もうじきパンが焼けるからね。あとはトマトを切ればおしまいだからね」などといっているうち、急に静かになったことに気付き、ハッとし、玄関のドアを見ると、あいている。急いで降り、門扉をみたら、鍵が外れている。……足は震え、叫び出したいのを耐え、近くの交番に走ったが、お巡りさんの姿はない。

結局は、警察に保護されるのだが、それは自宅からかなりの距離がある場所であった。私の経験でも、それほど足が強いと思われない老人が自宅から十数キロ離れたところで見つかるというようなことがあった。運悪く交通事故に巻きこまれたり、山のなかに迷いこんで不測の事態になることもある。

失禁の出現

さらに困難な事態が待ち受ける。失禁の出現である。

うとうとしていたら、大きな声を聞いた気がした。体を起こし、枕許の電灯をつけると、家内は私を見ず、ベッドを降りた。家内の表情には異様なものがあった。あたりには異様な臭いが漂っている。もしかしたら、と思い、私もベッドを降り、家内の寝間着を調べると、裾の方に、褐色の斑点のようなものが、いくつかついている。

急いでシャツとズボンに着替え、家内の寝間着と襦袢、腰巻を脱がせた。腰巻にはかなり附着している。このあと抱きかかえ、便所へ連れていったが、途中私の方がへたばりそうになったので、

「我慢してくれ、もう少しの辛抱だ」

と言い、引きずっていった。

体内に残っていた便が出たので、板の間へ引きずってゆき、ようやく椅子にかけさせた。それから台所へ走り、湯沸器で、湯をわかした。

「次はおむつだ」

大きな声を出し、物置のタンスの下の引出しをあけた。傷んだ浴衣やシーツ、着古したTシャツなどを、いくつにも切ったのが、風呂敷に包んである。それはもう何年も前家内がこしらえたものだ。

その時、耕は思い出していた。元気だった頃、薬局で寝たきりになった父親のためにある女

性が紙おむつを買っている場面を見て、彼女が「あたしは傷んだシーツや古くなったTシャツなどは捨てないで、おむつに使えるようにしています」と言ったのだった。

彼女が老後のことを口にしたのは、このときだけで、「子のない夫婦の悲惨な老後など彼女の口から出たことはなかったのだ」と耕は書いている。つまり、耕は今を「悲惨な老後」と感じている。だが、それだけではないのだ。

湯沸器の湯を、金盥に移し、手拭を絞り、家内の腰から脚、足の裏などを拭いた。そのあと雑巾を湯にひたし、しぼり、畳や板の間などを、いそがしく拭いた。便所も掃除した。あんなにきれい好きだった家内が——と思い、情けない気がしないでもないが、幸せな気持が湧いた。その気持はだんだん強くなっていった。湯殿での家内の呟きを、耳の奥深くで、聞いた気もした。

拭き終ると、洗濯してある襦袢と、腰巻を着せた。寝間着も取り替えた。

時計をみると午前二時だ。

「情けない気」もするが、同時に「幸せな気持」も湧いてきた、というのである。何となくわかる、としか言いようがない。耕の「幸せな気持」を、罪の意識に裏づけられ、つぐないの行為によって得られた満足感に過ぎない、と断ずるのは、ちょっと厳し過ぎるように思うのだが、どうだろう。どんな悲惨な状況にあっても、いや悲惨だからこそ、ひととひととのつながりが「幸せ」を招き寄せる、と信じたい。

小説では、この後に次のような文章が続く。「「あなたにこんなことをさせて、すみません」低い、落ち着いた家内の声を聞いた」。

清い小川

耕がこのエピソードを主治医に告げると、老人ホームに入所願いを出すように言われる。耕も納得して、文書を提出する。だが、入所に至る前に、次のようなことが起きる。

ドスンという大きな音で醒めた。電灯をつけたら、二つのベッドのあいだに落ちている。……両脇に手を入れ、起こしにかかった。重くて、抱き上げられない。起きる気持がないのだ。

二、三度こころみたあと、どうしたらよいか寝間着の裾の方をぼんやり見ていると、静かに流れ出、畳を這い、溜りを作った。呆然と見ていたが、これも五十年、ひたすら私のため働いた結果だ。そう思うと、小水が清い小川のように映った。

「起きなさい。いま体を拭いてあげるからね」

……手拭をしぼり、家内の腰から脚の爪先まで拭きはじめた。家内はその私を見ていたが、「どんなご縁で、あなたにこんなことを」と呟いた。

耕の労苦は察するにあまりある。しかし、そのなかにあって、妻の小水は「清い小川」と化すのである。そして、痴呆を病む人の言葉ではないかのような彼女のつぶやきは、ふたりがともに過ごした時の重なりの深奥から浮かび上がってきた言葉に違いない。

老人ホームへの入所

小説『どんなご縁で』は、彼女の老人ホーム入所の場面で終わる。耕は、彼女の入所に立ち会うが、涙が止まらない。急いでホームを後にし、泣きながら、公孫樹《いちょう》の並木道を帰るのである。

この後、耕は口腔内の激しい痛みを訴え、口底部の癌《がん》と診断されて、入院することになる。

そして、入院の前日、彼女を老人ホームに訪ねる。

家内はベッドで横になっていた。入院することを話していると、口のなかに痛みが走り、言葉が出にくい。……もう家内の手や足を拭くことは出来ない。家内を呆けさせたことに対する罪悪感は、私がH医大病院で、苦痛の日々を送ることで、いくらか薄らいでゆく気がする。

耕の罪悪感の深さを示している文章だが、彼の社会的援助に対する信頼感の乏しさを示しているとも読める文章である。いつになったら社会的援助は利用者の、あるいはその家族の罪悪感を招き寄せないものになるのだろうか。あらためて、私たちのケアのつたなさを省みる。

(3)　『そうかもしれない』——重度痴呆の世界

人物誤認

三部作の最後、『そうかもしれない』の大半は、耕の癌闘病記である。

入院後、耕は激しい痛みでベッドから起きあがることもできなくなる。放射線治療を受けるのだが、昼夜の区別もつかなくなり、うわごとを言い、せん妄状態に陥る。そして、二四時間の持続点滴。下痢、失禁。一時は危篤状態に陥る。

このような苦痛の日々にあっても、耕は妻を気にし続け、面会を待つ。

家内は自分から進んで見舞いにくるのでない。職員のかたの好意で、連れてきてもらうのだ。それはわかっているが、そうでないものが、そこにあるような気がするのだ。家内に会ったら、涙でものが言えなくなるから、会いたくないなど言いながら、BMホームと連絡がついたことが、それまでの空虚を、ふさいでくれたのを感じたのであった。

……(耕と彼女が媒酌した)Yさんに、BMホームの職員から、家内を連れてゆくという話があった……会えば、涙は止まらないし、家内の方は私がわからないのだから、おかしなことになりそうだ、など話すと、Yさんはいきなり、「そんなことはない、その瞬間はわからなくてもいいじゃないですか」といった意味のことを強い調子でいった。

私はその通りだと思い、黙りこんでしまった。

痴呆が深くなると、人物誤認が生じて、親しい人もだれだかわからなくなる。息子でも会うことがまれになると、「さあ、だれだったかなあ」と首を傾げられ、忘れ去られる。ところが、いつもそばにいる人は、名前も言えず、どのような関係かさえ曖昧になっても、「この人はいつも世話になっている人よ」とか「親しい人」などと言い、そのようなつながりだけは残る。さらに痴呆が進み、言葉さえまったくなくなった何人かが、私が前に立つと確かに他の人とは違った笑顔を返してくれる。多くは長年にわたってかかわりが続いた人たちである。

しかし、それでも配偶者を「私がよく知っている、いい人よ」などと言われると、そのショックを乗り越えるのは難しい。「その瞬間はわからなくてもいいじゃないですか」、長年なじんできた、ごく親しい人であることはわかっているはずだから、と言いきれる人は少ない。

重度痴呆者のつぶやき

老人ホームに入所してからも彼女の痴呆はさらに進行する。耕にも、その情報は入ってくる。ボランティアのFさんが彼女の見舞いにぶどうを持っていくと、彼女はいきなりぶどうの房をつかみ、丸ごと口に入れたというのだ。以前は、小粒のぶどうでも一粒一粒ていねいに皮をむき、口に入れた彼女だったことを耕は思い出している。

そして、ついに、彼女が車椅子に乗せられて耕の病室にやってくる。

家内に附添ったご婦人は、車のわきにしゃがむと、……「奥さん、ご主人ですよ」ベッドに腰掛けた私を指さし、言った。

……家内はニコニコし、なにか喋っている。入れ歯がないせいもあって、なにを言っているのかわからない。……私は家内の手を握っていたが、冷い。やはり涙はとまらない。鼻みずを拭くため、細長いテーブルにのっていたティッシュペーパーを、箱から引張り出そうとしたら、……うまく出てこない。家内がふところに手を入れ、紙をさがしている様子だ。ご婦人が気付いて、立上り、家内の袂から、鼻紙を出された。

……このあいだにご婦人が何度か「この人は誰ですか」とか、「このかたがご主人ですよ」など言われたが、返事をしなかった。

何度目かに「ご主人ですよ」と言われたとき、「そうかもしれない」と低いが、はっきりした声でいった。

私は打たれたように黙った。私は入院していて、家内の食事の支度もしないし、体も拭かない。BMホームにお任せしている。だから、「この人があなたのご主人ですよ」といわれても、家内は返事の仕様もなく、「そうかもしれない」といったのであろうか。

彼女は言語もほとんど解体している。だが、このように深い痴呆に陥った老人のふとした瞬間につぶやかれるひとことが、ときに私たちを震撼《しんかん》させる。あまりに状況を的確に射抜いていると感じさせられるからである。妻を見送った夜、耕は、こう考えた。

その夜眼が覚めたとき、「そうかもしれない」という言葉と、それを言ったときの表情が浮かんだ。その言葉は、家内が元気なとき時折聞いたことに気付いた。

……家内はふだんは言葉遣いが優しいが、時たま男のような言葉を使うことがある。「そうかもしれない」もその一つで、例えばある人と私がいさかいを起こしたとする。家内のほかそんなことを話す相手がない私はくどくど話す。なにも言わず聞いていた家内は、相手を批難することをしない。相槌も打たない。言うだけ言わせておいて、ただ一言「そうかもしれない」と低い、落着いた声で、突放すようにいう。それで私は水でもかけられたように、しゅんとなってしまう。

附添いの人は、

「そうかもしれない、はないでしょう」

と苦笑しておられたが、それ切り「このかたはご主人ですよ」と言われなくなった。

……家内は私の鼻みずを拭くため、鼻紙を探したが、そんなことも考えると、私がわからないなど到底思えない。

この部屋に移る前……一時危篤状態だったようだ。……ベッドで眼を閉じ、うつらうつらしていると、カーテンをあけ、看護婦さんが入ってきた。……看護婦さんはベッドのわきに立ち、私を見おろしていたが……「よくなりたい熱意で、この部屋に戻れたんだわ」とつぶやくと、出ていった。呆けた家内が、私をすくったのだ。

点滴の身を忘れ、時の経つのも忘れ、いつか私はベッドの上に正座していた。その私の体は、自然とBMホームがあると思われる方へ向いていた。

この文章で、小説は終わる。そして、これが耕の書いたおそらく最後の文章になった。この小説が『群像』誌上に発表されたのが、一九八八(昭和六三)年一月七日。その前日、耕は帰らぬ人となった。

光明を求めて

耕は、二人の悲惨のなかにまちがいなく光明を見たに違いない。老醜といえなくもない、痩せ細った彼女から後光が射すように感じたばかりか、その身体は「この世ならぬ美しいもの」と化したのである。そして、彼女から流れ出る小水は「清い小川」になる。

危篤に陥った自分を「呆けた家内が救ってくれた」と感じてもいる。「家内に会いたい、死んではならぬという気持ちが暗々裏に働いた」と自覚しているからである。また、「治療が捗らないので、どうしてこんな病気になったのだろうと、暗い気持になることがあるが、……家内を思い浮かべると、微笑が湧いてくる」のである。

人物誤認に陥って自分を夫と認知できないと思った彼女が、自分のために鼻紙を探してくれたことで、「私がわからないなど到底思えない」と感じることもできた。

だが、彼女は果たして耕の誠実ややさしさを、本当に光明としたのであろうか。端的に言って、彼女は悲惨から救われたのであろうか。

そうかもしれない。

しかし、耕の誠実は耕自身を確かに救ったが、彼女を救うまでには至らなかったのかもしれない。突き放すような彼女のつぶやきは、私たちに大きな疑問を投げかけたままである。

今、私は振り出しに戻って、痴呆という生き方を強いられた人々の希望と光明を探し求める旅を続けねばならない、と感じている。

第三章　痴呆を生きるこころのありか

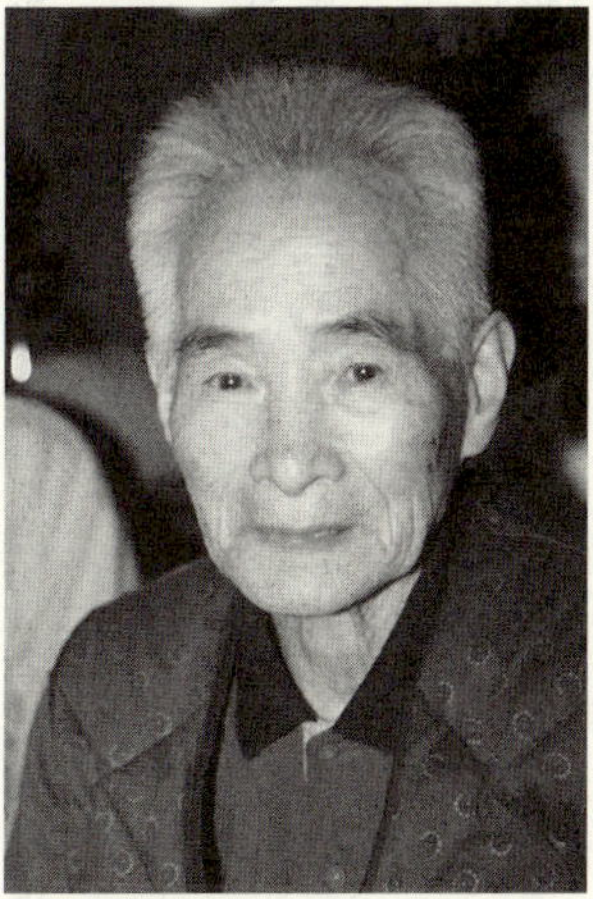

1　痴呆老人からみた世界

対象としての痴呆老人、主語としての痴呆老人

これまでの痴呆研究の多くは、痴呆という病気についての研究、あるいは痴呆老人をどうケアするか、というような研究であった。いわば、痴呆老人をどこまでも研究の、あるいは処遇の対象とみたものであった。このような研究には、むろん意味がある。

しかし、痴呆を病む人たちが世界をどう見ているのか、彼らのこころのありかはどこにあるのかを推しはかり、彼らのこころに寄り添おうとする志が、これまであまりに乏しかった。つまり、彼らを主語として語らせ、それを何とか聞き取ろうとする態度が抜け落ちていたのである。

これでは、彼らを理解する営みが理にかたよったものになっていはしないか。彼らのケアにあたる者からみても、ケアが「冷静と情熱のあいだ」で成立すべきものであると考えるのなら、これはちょっと困った事態である。このあいだを探るのが、ここからの作業である。

痴呆を病む人の喜怒哀楽

「ぼけてしまえば、本人は何もわからなくなるのだから幸せですよね、まわりは大変でしょうけど」などという言葉をよく聞く。

そんなことはない。長年、痴呆を病む人たちとおつきあいしてくると、彼らの喜び、怒り、哀しみ、楽しみがはっきりと見えてくる。そのこころの世界は、私たちのそれと地続きである。

それが見えないのは、私たちが見ようとしていないだけである。遠くからこわごわ眺めていては見えない。診察室で一方的な視線に彼らをさらしても見えてこない。暮らしのなかで発せられる彼らの言葉にならない言葉に耳を傾けることで、こころのありかを訪ねたい。

母を老人ホームに入れた
痴呆の老人たちの中で
静かに座って私を見つめる母が
涙の向こう側にぼんやり見えた
私が帰ろうとすると

何も分かるはずもない母が
私の手をぎゅっとつかんだ
私がホームから帰ってしまうと
私が出ていった重い扉の前に
ぴったりくっついて
ずっとその扉を見つめているんだと聞いた

(藤川幸之助『マザー』より)

2 初期痴呆——未来への不安

なぜもの盗られ妄想をとりあげるのか

第一章でも書いたように、中核症状は医学的に説明するしかないが、周辺症状を理解するには、痴呆という病を生きる一人ひとりの人生が透けて見えるような見方が必要になる。そこで、本章では周辺症状の成り立ちを、このような視点で探っていきたい。

とはいっても、周辺症状はきわめて多彩で、そのすべてについて述べるわけにはいかない。

そこで、痴呆の時期ごとに典型的な周辺症状を選ぶことにしよう。まず、痴呆初期の典型的な周辺症状として、もの盗られ妄想をとりあげる。

この時期は健忘期とよばれ、中核症状としては記憶障害が中心になる。しかし、さまざまな精神症状がみられることは第二章で述べた通りで、激しい妄想がみられるのはこの時期である。

ところで、痴呆にはさまざまな妄想がみられるが、もの盗られを主題とする妄想がもっとも多い。私の調査では妄想を伴っていた人は全例の約三分の一であったが、そのなかでもの盗られ妄想が実に七割に及んでいた。

そこで、この妄想をとりあげ、その成り立ちを考え、こころのありかを訪ねようと思う。しかし、それはもの盗られ妄想の精神分析というような、一定の学問的立場からなされるものではない。痴呆を病む人たちのケアに携わってきた者として、痴呆を生きる人たちや彼らとともに生きている人たちと悩みながら歩んできた道程を、そのままお伝えしたいと考えている。

また、もの盗られ妄想の世界という小さな窓から痴呆を生きる人たちのこころのありかに、さらには老いゆく人々の思いに少しでも近づき、たどり着く道をつけたいと考えている。

痴呆の時期ともの盗られ妄想

この妄想は、自分が置いたところを忘れて、なくなった、なくなったと言い続けているうちに「盗られた」になるのだ、と理解されている。しかし、すでに述べたように、置き忘れた人のすべてがもの盗られ妄想に行き着くわけではない。そこにはなにがしかの事情というか、ある人たちに特有のこころのゆらぎがあるに違いない。

ところで、この妄想の介護に難渋するのは、妄想対象、つまり盗人にされるのが、多くの場合、最も身近な介護者であることによる。典型的には、嫁が姑に盗人となじられるのである。どんなにやさしい介護者も、盗人にされ、「泥棒！　私の財布を返せ」などと激しい攻撃を浴びせかけられると、平静ではいられない。それでも、日常の介護から逃げ出すわけにはいかない。

介護の教科書には、盗人などはいないと否定するのではなく、一緒に探し、なくなったものが見つかれば、一件落着する、と書いてある。ある程度痴呆が深い場合は、これでよい。

ところが、痴呆のごく初期にみられる場合、あるいは妄想の出現が痴呆のはじまりであったのだと、後になって気づかされるような場合には、こうはいかない。なくなったものが見つかって「よかったね。ほら、ここにあったよ」と声をかけると、「おまえはそんなところに隠しておいて、意地が悪い」と逆《さか》ねじを食らう。

また、痴呆初期のそれは、「盗った」と攻撃する妄想対象が身近な介護者に特定され、その攻撃性は激しく、執拗《しつよう》である。逆にいえば、妄想対象は一人に絞られる。ところが、痴呆が進んだ段階のもの盗られ妄想は、盗んだとなじる相手が漠然としていて、「だれかが入ってきて」などと言うにとどまったり、あるいは身近な人を特定しても強く否定するとあいまいになったりする。

このような症状や行動の裏にはどのようなこころの世界が広がっているのだろう。ここからは、対応に難渋する痴呆初期のもの盗られ妄想に絞って、彼らの言葉に耳を傾けようと思う。

もの盗られ妄想の一例

まず、典型的なもの盗られ妄想の一例を紹介しよう(プライバシーに配慮して、考察に支障のない範囲で事実とは異なる記述を行っている)。

八八歳、女性。アルツハイマー型痴呆。

京都生まれの京都育ち。同年齢の医師Aの使用人であったが、Aの妻が死去後、Aと生活を共にするようになり、Aと前妻とのあいだに生まれた一人娘を育てた。しかし、正式な結婚には至らず、長年、内縁の妻として生活してきた。勝ち気で負けず嫌いな人であった。

Aとのあいだに子どもはできなかったが、彼女は先妻の娘を本当のわが子のように育てた。事実、娘は中学に入学するまで彼女を本当の母と思って育った。娘は長じて結婚し離れた土地で生活するようになり、彼女はAとの二人暮らしになった。

一〇年前にAは高齢のため医院を閉じたが、その頃から彼女はAに入籍するよう求め始めた。しかし、Aは彼女の求めに応じず、「それなら財産分与を」とせまる彼女に「おまえのような女中にやる金はない」などとすげなく拒否し続け、そのことをめぐっていさかいが絶えなかった。ときおり訪ねてきていた娘は、このようないさかいの現場に何度も遭遇し、父に彼女の求めに応じるように頼みこんだこともあったが、Aは耳を貸そうともしなかった。

数年前からAの体調が悪化し、娘は実家を訪れることが多くなったが、その頃から彼女のもの忘れが強くなっていることに気づいた。しかし「年のせい」と考えていた。ところが、Aの体調がさらに悪化し、入退院を繰り返すようになった三年前から、彼女は娘に「盗人!」と激しく難詰《なんきつ》するようになった。盗んだ、というものは、財布、ハンドバッグ、若い頃Aに買ってもらった裁縫用の小さなハサミから補聴器の替え電池にまで及んだ。

あり場所を見つけて「ここにあったよ」というと、「そんなところに隠しておいたのか」と娘をなじった。また、臥せっている病床のAの枕もとで声高に「早く財産分けして」と執拗にせまるようになり、それまではむしろかたくなな父に批判的で彼女に同情的であった娘も、さすがに辟易《へきえき》したという。

日常生活は何とか過ごせていたが、身辺の整理は困難になり、かつては几帳面、きれい好きで、塵一つ落ちていなかったのに、家中が足の踏み場もないほどの散らかりようとなった。

このような経過の後に、Aが死亡した。その瞬間から、彼女はパニックに陥り、大声をあげて病院を歩き回り、大騒ぎになった。こんな騒ぎの中で、葬儀を営むことになったが、彼女は天涯孤独の身で、葬儀に参集する人間はすべてAの縁者であった。このようにして執り行われた葬式の日から、彼女は娘や集まってきた人たちに「財産を取りあげるのだろう」「罠《わな》にかけようとしている」などと大声で怒鳴り、引っ掻き、噛みつき、まったく眠らなくなった。

この時点から私が依頼を受けて何度か往診を続けたが、家にも上げてくれず、一貫して拒否的であった。結局、一週間にわたる不眠、不食があり、生命的な危険が高まってきていると判断し、やや強制的に入院していただいた。彼女は私に罵声を浴びせ続けたが、病棟に入ると半ばほっとした表情になり、夜勤の看護師と身の上話などをした後、自ら病室に赴き、就寝した。

眠剤も服用せずに熟睡した彼女は、翌朝、私が出勤すると、みちがえるほど穏やかな表情になって歩み寄ってきた。そして、「弱い女をいじめたらあかんえ」と恥じらうように私の手を取った。夜叉《やしゃ》の面影はまったく消えていた。

その後、彼女と話し合ううちに、今後の身の振り方について相談を持ちかけてくれるようになった。入院当初は娘が自分を見捨てるつもりでいるに違いないという不安、不信ともの盗られ妄想がはげしい口調で表現された。また、自分は内縁の妻であるから一銭ももらえず、家から追い出されるに違いない、と涙ながらに訴えた。

そこで、私が仲立ちになるかたちで、娘からの継続的援助について具体的に、かなり高額の金銭援助を含めて約束がとりつけられると、もの盗られ妄想はあっけなく消失し、以後、一度も妄想的な訴えはみられなかった。

目立つ攻撃性

ここから、この事例に代表されるような、もの盗られ妄想を抱く人たちのこころのありかを訪ねるのだが、まず彼らの初診の場面からはじめよう。

彼らと最初に出会ってまずとまどうのは、彼らの激しい攻撃性である。なかには自宅で激しい攻撃をあらわにし、箒をもって追いかけ回したりしていても、診察場面では「家の恥ですから」などと言い、隠そうとする人がいないでもない。

しかし、大半の方は、面接者の、あるいは妄想対象から外れている家人らのほんのちょっとした促しによって、聞いてくれる人を待っていたかのように、自分がいかに理不尽な目にあっているのかを、急《せ》きこむような口調で話してくれる。来院を拒み続け、あげくに身体的診察を理由に初診することになっていたとしても、そのことはまるで忘れてしまったかのように、話し始めると止まることがない。

それはそばに盗ったと決めつけている相手がいても、おおかたは同様である。「なるほど」などと相槌《あいづち》を打ちながら聞いていると、付き添ってきた家人（妄想対象あるいはその配偶者であることが多い）が、徐々にいらいらしてくるのがわかる。すがりつくように、「先生、だまされないでください。事実ではありません」と眼で訴える。なかには彼らと私とが話しこんでいるあいだに辟易した面持ちで割りこんできて、「それは違うでしょう」と否定しはじめる家族もいる。こうなると、目の前で修羅場《しゅらば》が再現される。

ところで、彼らの妄想と攻撃の対象は、すでに述べたように、多くはもっとも身近な介護者である。よりによって、最も世話になっている、あるいは近い将来世話になるだろう人たちに彼らはなぜ、激しい攻撃を向けるのだろうか。現実的に考えれば、最もしてはならない選択を彼らに強いるものは何なのだろう。素朴な疑問を抱く。

拠りどころを失った不安

妄想対象に対する彼らの攻撃的な言説は執拗で激しい。聞いているだけで、面接にあたる者が思わずたじろいでしまうことさえある。しかし、彼らの話は、いわば円環状に、ほとんど同じ言葉が繰り返され、内容が発展し、展開してゆくことはまず、ない。「他には何の不満もないんですが、この人は私の大切なものを盗るんですよ。私が大切にしているものに限って隠すんです。なぜでしょうね。盗るなんてあなたらしくないって言うんですが、聞かないんですよ」。そして、一呼吸置いて「ねえ、先生。聞いてくださいよ。この人は……」と、また一から話が始まるのである。

しかし、その言葉にじっと耳を傾けているうちに、ふと寂しげな表情がかいま見える。「あの人が死んでからこの人(妄想対象)は、こんな理不尽なことを……」というように、ときには涙を見せ、身もだえするように訴えることもあれば、一瞬言葉が途切れたときに不安に満ちた暗い表情を見せるにとどまることもある。ここでようやく、彼らが激しい攻撃性によってこころの奥底に潜む不安と寂しさを覆い隠そうとしているに違いない、と気づかされる。

だが、初診場面におけるこのような気づきは、まだ臨床的な直感にとどまっており、漠然とした予測にすぎない。しかし、ここで攻撃性に目を奪われず、彼らの不安に寄り添うような面接に切り替えると、彼らの表情は途端になごみ、堂々めぐりの言説が初めて転換をみせる。

たとえば、彼らの来し方に話題を向ける。そうすると、彼らの多くは自らがプライドをもち、こころ安らかに暮らしていた頃の生活史の一端を語り始める。もっとも、それらはまだ断片的で、妄想に至る道筋が読めるようなものではない。

妄想を自然な成り行きと感じさせるもの

今一つ、初診の段階で付き添ってきた家人と話していて、奇妙に思うことがある。それは、家人らにはこの妄想が「加齢によるもの忘れから生じる自然な成り行き」ととらえられているらしいことである。このようなとらえ方にはある種の誤解、あるいは痴呆に関する知識の不足がある。しかし、それだけではない何かが介護者らに事態を「自然な成り行き」と感じさせているようでもある。

彼らに同伴して治療の場に現れた介護者らの多くは、この妄想を明らかに病的とみる一方で、どこかそれまでの彼らの生き方と連続したありようとみえてとまどっているようなのである。家人の彼らに対する非難を聞いているうちに、いつの間にか妄想が明らかになる以前の彼らへの非難が混ざりこむ。「昔からこの人はこういうところがあったんです」などという家人もいる。

私たちには、まちがいなく眼前の彼らは病的であり、一方、過去の彼らは決して猜疑《さいぎ》的なところなどはなく、先の典型例で示したように、多くはそれまでの人生を大過なくというより、むしろ見事に生きてきた人であるから、妄想はそれまでの生き方と明らかに断絶したありようにみえる。にもかかわらず、身近な人たちが漠然とではあれ感じている連続性とは何なのか、これが初診の時点で私たちが抱く第二の疑問である。

最も依存すべき相手だからこそ

初診で抱いたこれらの疑問は、かかわりが深まるにつれて見えてくる彼らのこころのありかによって、少しずつ解けてくる。発見の順序に従って述べていこう。

まず、攻撃性はだれの目にも明らかである。その裏に彼らの不安と寂寥《せきりょう》が隠されていることについてもすでに述べた。次いで、かかわりが続くと見えてくるのは、盗ったとなじる相手に対する彼らの「頼りたいのだけど、頼るのは絶対に嫌！」という両価感情である。それは、先に一つの疑問として提示しておいた「なぜ、最も依存すべき相手に攻撃性を向けるのか」に対して「最も依存すべき対象だからこそ」と答えることになるはずのものである。

彼らの多くは「あなた(がた)の世話にはならない」と言いつのる。「あなた(がた)」とは妄想対象を中心とした、彼らにかかわりをもつ人たちのことである。しかし、ケアを開始してほどなく、実は彼らが妄想対象に依存したいというこころを秘しており、あるいは近い将来、依存せざるをえなくなるだろうという認識を漠然とではあれ、もっていることがわかってくる。あるいはさらに漠然とした人肌恋しさがある、といってもよい。

たとえば、先にあげた事例では、激しい攻撃のあいまに娘に対して「せっかく育ててやったのに、おまえは何ひとつしてくれない」「私を見捨てるつもりなら私にも考えがある」などと、見ようによってはすがりつくような態度で不満を述べたてていた。

攻撃性の裏に妄想対象に対する依存欲求があることの一つの証明として、もの盗られ妄想が消失した後、少なからぬ事例において妄想対象だった人間が最も頼りにされる存在に変わるという事実がある。先の事例でも、もの盗られ妄想消失後の彼女は、義理の娘の面会をいつも心待ちにしていた。さらに、退院後、有料老人ホームに入所した彼女は依存的といえるほど、何かにつけて娘を頼りにしていたという。

このように、彼らが世話になっている、あるいは近い将来、世話をかけることになるだろう相手に強い両価感情を抱いているということから容易に推測されることではあるのだが、かかわりが深まると、彼らが自分のこころに潜む依存したいという心情をそのままの形では表現できない人たちであること、あるいは自分のなかに依存のこころがあることを認めることさえ拒絶するような人柄であることがはっきりしてくる。そして、この人柄は若い頃からのものであり、妄想対象を含む介護者らに連続性の感覚をもたらした当の原因でもあるらしいと理解できるようになる。

つまり、妄想を抱く者と妄想の対象になった家人の双方(典型的には姑と嫁)に、妄想発症以前から両価感情的なわだかまりが存在し、それが妄想の発症によってあらわになったに過ぎないことがわかってくる。妄想の対象になった介護者は、妄想によって窮地に立たされていると同時に、両価感情が表面化したことに困惑している。そして、このような両価感情を生み出した家族の関係は、多くは隠然としたかたちで、ときに表面化しながら、長年にわたって存在していたらしいのである。

「昔からこの人は、本当は気の弱いところのある人なのに、それを絶対に見せようとしなかった。とくに嫁である私にはいつも強がってみせ、厳しくあたり、かわいくないんです」と解説してくれた人もいた。

喪失感と攻撃性の狭間で

人は、一つだけの感情なら何とか耐えることができる。しかし、まったく相反する二つの感情を抱くとき、あるいは相反する二つの感情をぶつけられるとき、どうしても混乱し、困惑してしまう。「頼りたいのだけど、嫁に頼るなんてこけんにかかわる」「ありがとうと言いたいのだけど、そう言うことは相手の軍門に下るようで嫌だ」「もうちょっと素直に「お願い」と言ってくれれば、なんとでもしてあげられるのに」「攻撃を向けられるだけならまだしも、甘えるときには甘えてきて」……。

もの盗られ妄想を抱く人たちもまた、二つの感情に引き裂かれている。つまり、彼らは喪失感と攻撃性の狭間で揺れ動いている。そして、この狭間にあるという事態が彼らを抜き差しならない窮地に追いやっている。

ここでいう攻撃性とは、妄想対象に対する「なんということをするのだ」「負けてたまるか」といった感情である。つまり、被害者が加害者に向ける攻撃性である。念のために付け加えておくと、これはあくまでこころのありかの問題で、現実の生活世界のなかでどちらが加害者かを問うているのではない。

一方、ここで喪失感というのは、かけがえのないものを喪った、拠りどころがなくなってこれからどうやって暮らしていくかを考えると頼りなさと不安でたまらない、自分の身体の一部がもぎ取られたようだ、寂しく、こころに空いたすきまが埋まらない、といったこころをあらわそうとしている。ところが、この感情は激しい攻撃性が前景に立っているために、私たちにはかえって見えにくくなっている。

しかし、すでに述べたように、どんなに攻撃性をあらわにしているときでさえ、彼らは身の置き所がないといった不安な表情をかいま見せる。この寄る辺ない不安と寂寥こそが、こころの奥底深くに潜む本来の感情であるに違いない。では、このような感情を生むものは何なのだろう。

生活世界に根ざす心理

もの盗られ妄想を抱く人たちには、喪失感と攻撃性という二つのこころがある。ここで、妄想というかたちをひとまず括弧《かっこ》に入れて考えてみる。そうすると、この二つのこころは、自分がとても大切にしていたものを盗まれた時の、だれでもが感じるごく当たり前の感情であることがわかる。「拠りどころにしていたものがなくなった、どうしよう」という不安、寂寥の思いと、「なんということをするのだ、許せん」という憤激の気持ちである。

つまり、妄想とはいえ、そのこころのありかは、盗られたという妄想のテーマから直線的に導き出されるという意味で、とてもわかりやすい構造をもっている、ということになる。

このあたりは、分裂病者の妄想とかなり様相を異にしている。分裂病者の妄想は現実の生活世界から直線的に導かれるとは言いがたく、こころの深奥から出現する。だが、痴呆を病む人たちの妄想の場合は、そのこころのありかが妄想主題からごく自然にたどり着ける。

このような場合、精神医学は、妄想によって喪失感、攻撃性というこころが生まれるのではなく、彼らが現実の生活世界にあって、喪失感と攻撃性の狭間で苦悩している、と教える。つまり、彼らの妄想は現実の生活世界に根ざしているのである。

では、彼らを妄想に追い立てる源は、どこにあるのだろうか。まず、喪失感の由来を探ろう。喪失感こそが妄想の根底にある彼らの本質的な感情で、攻撃性はいわば二次的に生み出されている、と考えられるからである。

もの盗られ妄想を抱く人たちは、老いを生きている。これは、言うまでもないことのように思える。しかし、高齢者の治療・ケア一般に言えることだが、治療やケアにかかわる者は、この自明の事実を常にこころに留めておく必要がある。大半の治療者やケアスタッフあるいは介護者は、ケアの対象となる彼らより年下であり、老いることの重みを身にしみてわかっていないことが多い。

そのために、この自明のことを治療やケアにあたる者ですら、ときに忘れ、ときに軽視し、ときには意識から外してしまう。その結果、老いを生きる者のペースを超えた所作を強い、あるいは自分たちのあいだでは日常化している言葉が彼らのこころを傷つける、というようなことが起きる。老いるということが老年期にみられるさまざまな病態の地あるいは背景として常に存在している。このことは、いくら強調しても強調し過ぎることはない。

さて、老いるということは喪失体験を重ねることである。このことは多くの論者によって繰り返し語られてきた。老年期には、社会的、家庭的役割の喪失があり、人の面倒をみてきた人が一方的に面倒をみられる側に回る。心身の衰えが生じ、病が襲い、死が現実のこととしてせまってくる。そして、親しかった人と死別あるいは離別し、なじみの人間関係が喪われる。

しかも、これらの喪失体験は若い人たちと違って、取り返しがつかないことと実感される。客観的にみても、抱えこむことになった病や障害の多くは不可逆的であり、徐々に進行することが多い。そのために彼らの喪失体験は深く、持続する。そして、彼らを危機に導き、ときに混乱と絶望を生む。

先の事例では、夫の死の予感がもの盗られ妄想に先だってあった。そして、現実の死が破局《カタストローフ》を招き寄せ、激しい攻撃的言動を伴う妄想に至る。入院後、彼女は「この年になって、こんな病院(精神病院)に入院させられるなんて」「この年になって、天涯孤独の身で放り出されるなんて」というように「この年になって」という言葉を繰り返した。

その彼女は、最近まで「おばあちゃん」とよばれることさえ露骨に嫌がるような人だったのである。事実、腰はピンと伸び、とても実年齢には見えない人だった。その彼女が、夫の死を予感した八〇歳半ばになってようやく自らの老いと対峙《たいじ》しなければならなくなったのである。

このような事例一つだけからでも、老いという現象が単に身体の老化、事実としての喪失としては語りえないものをもっていることがわかる。つまり、問題は老いという事実、喪失という事実を、一人ひとりの老いゆく者たちがいかに自らの体験とするのか、というところにある。

吉本隆明は斎藤茂吉の短歌を論じた解説のなかで、「もし、〈老い〉が生理的にやってきて、生理的に〈死〉に至るまで、なだらかな減衰曲線を描くものならば、かくべつ特異さも、個性もない。……だが、人間の〈老い〉は、そう簡単ではない。全く個性的に、内面的に演ぜられる劇《ドラマ》が、この生理的な〈老い〉に伴奏される。……ほんとうの〈老い〉は、個性的にひそやかに演じられる心的な劇《ドラマ》にあるといってよいかもしれない」と述べている。

彼のいう「心的な劇《ドラマ》」とは、人間が「生理的な〈老い〉にたいして、はじめて背離し、分裂してくる自分の心的な世界に気づきはじめた」ところから始まる。そして、生理的な、あるいは事実としての〈老い〉に対して「無理してたたかいを挑んでみたり、あるいは、わざと眼をつぶってそっぽをむいてみたり、あるいは自然にうけ入れたふりをしたり、また反抗し、またそれから諦め、また拒否し、といった内的な劇《ドラマ》」が展開されるのである。本節の意図は、もの盗られ妄想を抱く人たちの「内的な劇《ドラマ》」を読み解くことにある。

痴呆を生きる

私たちが、そのこころのありかを訪ねている、もの盗られ妄想を抱く人たちは、老いを生きているというにとどまらず、痴呆を生きている。老いを生きる者が、その困難を幾層倍にもする痴呆という病を抱えて生きねばならなくなったのである。そして、痴呆を生きるということとは、暮らしを営むさまざまな力が失われていくということである。このことが彼らの抱く喪失感の大きな源になっている。

ここで付け加えておきたいことがある。それは、痴呆を、そして老いを名詞で考えるべきではない、動詞として、つまり、ぼけゆく過程、老いゆく過程としてとらえるべきである、ということについてである。

「痴呆とは」「老いとは」と問うと、どうしても画一的な答えが返ってくる。しかし、ここまで私たちは老いあるいは痴呆を客観的に論じるのではなく、老いや痴呆を生きる一人ひとりの生き方を課題としてきた。

だから、白髪になり、腰が曲がり、入れ歯になる、病を抱える、性機能が減退する……の老いの客観的事象より、それらを老いゆく人たちがどのように受けとめるか、を問いたいのである。同じ事象を抱えても、その受けとめかたは人さまざまで、そこから老いるということの、一人ひとりの異なりが生まれる。痴呆についても、同じことが言える。

このような見方からは、あるいは周辺症状の成り立ちを考える際には、痴呆の深さはむろん大きな要素なのだが、それ以上に重要なのは痴呆進行の加速度である。痴呆の進行もまた老いと同様、「なだらかな減衰曲線を描く」ものではない。そして、痴呆に加速度がつく時期には、

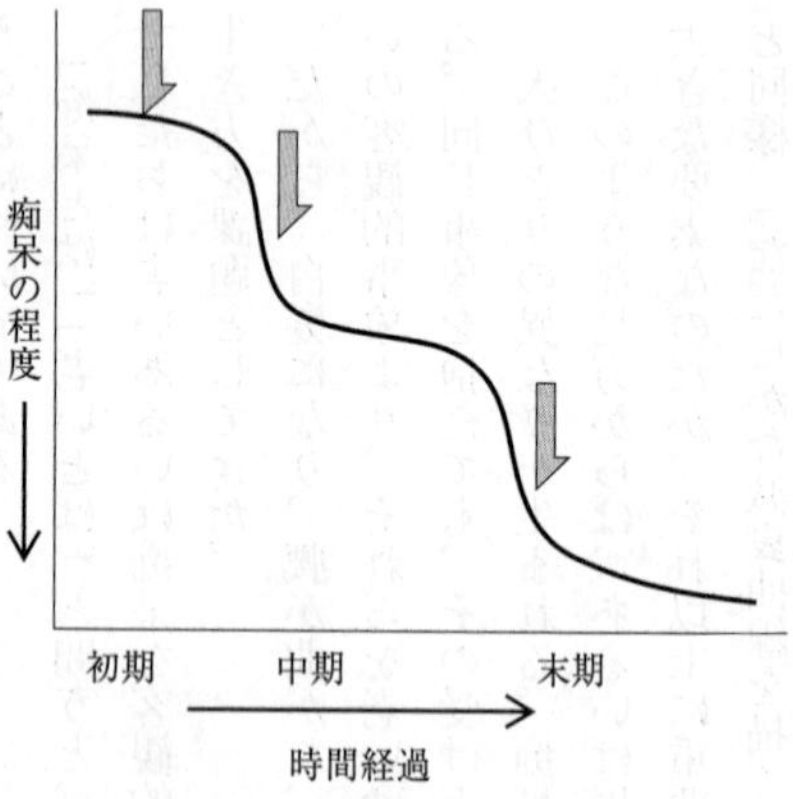

図3-1　周辺症状の生じやすい時期(で示す)

主体にとらえられた痴呆によって生まれる「内面の劇《ドラマ》」は文字どおり劇的展開を遂げざるをえない。

従来、痴呆のなかでもアルツハイマー型痴呆は徐々に痴呆が深まるといわれてきた。だが、ていねいに臨床経過を追っていくと、図3－1のように加速度がつく時期とプラトーにある時期(進行がみられず安定した時期)とがみられることに気づく。そして、周辺症状が観察されることが多いのは、矢印で示した時期、つまり発症の時期と痴呆進行に加速度がみられる時期である。

発症から初期に至る時期には精神症状が、痴呆が加速度的に進行して初期から中期に至る時期には行動障害が、中期から末期に至る時期には身体的問題が頻発することはすでに述べた通りである。一方、プラトーの時期は周辺症状に乏しく、比較的安定した状態が続く。だから、激しい周辺症状が治まってみると、痴呆がぐんと深まっていることに気づかされた、ということも少なくない。

むろん、周辺症状の生成要因は複雑で、このような病の自然過程はそのごく一部である。しかし、プラトーにあるとき、人は身の丈に合った生き方を発見することが比較的容易であるのに対して、急激に痴呆が進行する時期は、つい先だってまでできていたことが、できなくなっていくのだから、その事実を受けとめ、新たな事態に応じて生きていくことは、とても大変なことだろう。人が過渡期を生きるとき、常になにがしかの困難がつきまとう。

だから、加速度がついた時期には、多くの痴呆を病む人たちのこころにも、行動にも、からだにも、大きなゆらぎが生じる。そして、この時期の彼らのゆらぎ、あるいは不安や焦燥にどれだけ寄り添えるかによって、痴呆進行の加速度が間もなく減速してプラトーに達してくれるか、それとも加速度が衰えず、深い痴呆に至ってしまうか、が決まるといってよい。つまり、ケアに難渋する時期の対応こそが、痴呆進行の速度に影響を与え、痴呆を病む人の生活の質を規定し、ときには生命予後まで左右するのである。

ライフ・イベント

ここまで老いを生き、痴呆を生きる過程で生じる喪失感について述べてきた。しかし、これらはまだ漠とした気分にとどまっている。この気分を背景にして生活上のさまざまな出来事

（ライフ・イベント）に見舞われ、それが決定的な引き金になって、危機が生じる。その具体的な様相を記そう。

①配偶者との離別

先の事例では、もの盗られ妄想の発症に先立って夫の体調悪化があり、死の予感があった。そして、彼女の予感が現実になったとき、破局《カタストローフ》が訪れた。配偶者の死は最も多くみられるライフ・イベントの一つである。

これは必ずしも仲がよかった夫婦の場合だけとは限らない。「つれ合いが死んだらどんなに清々するだろう、お祝いしなくっちゃ」などと常々話していた人でさえ、現実の死は危機をもたらす。やはり、老夫婦はどのような関係にあってもお互いがお互いの一部になっている、ということなのだろうか。あるいは、配偶者の死は残された者の暮らしを一変させ、生活のなかでの役割というか、位置が大きく変わるからだろうか。

夫婦が、その多くは自分たちの意思や希望ではなく、別々に暮らさざるを得なくなった場合も、これに準ずる。

②住む場所の変化、孤立、あるいは同居

住む場所の変化も、よくみられる契機である。自ら望んで、あるいはさまざまな事情からやむをえず転居したことがきっかけになる。一人暮らしになったことが、逆に、一人暮らしが困難になって家族と同居を始めたことが、妄想を生む。老人ホームに入所して同室者やスタッフに対して妄想が出現する場合も少なくない。

こんな方がおられた。彼女は、阪神大震災によってなじみの風景、家、仲間を奪われ、子どもたちと同居することになった。一人暮らしをしていたのだが、すでに軽い痴呆症状が現れており、加えて住環境、衛生・栄養条件が極めて悪く、保健所などから息子夫婦との同居を勧められていた。

しかし、神戸が長年住み慣れた町でなじみの仲間がいること、まだまだ元気で一人暮らしできることなどを理由に、遠方に住む息子一家の世話になることを拒み続けていた。事実、いつも往き来する隣人たちと日々の密なつきあいがあり、大きなトラブルは生じていなかった。

ところが、震災で家を焼かれ、なじみの仲間が死亡したり、四散したりしたために、息子たちと同居せざるをえなくなった。当初は思いのほか、喜々として暮らしており、「こんなことなら早くここに来ればよかった」などと言っていたのだが、転居後一か月ほどたった頃から、息子の妻を妄想対象としたもの盗られ妄想が始まり、「こんな泥棒のいる家には住めない。神戸に帰る」と言いつのり、荷物を背負って出て行こうとして、家人を困らせた。

転居は自分の場合とは限らない。子どもたちの勧めにもかかわらずかたくなに同居を拒んでいた老人が、こころのなかではいずれ同居したいと考えていた(と後になって言うのだが)長男が遠方に転居になり、その地に家を建て、新築祝いから帰ってしばらくして、妄想を発症した。「もう息子とは一緒に住めないと思った」と後に述懐している。

また、息子が離れに住む老親のためにすきま風の入る部屋を改築して冷暖房完備の鉄筋の部屋にしたことから妄想が始まった例もある。初めは得意げに隣人に披露したりしていたが、そのうちに何となく居住まいが悪いとでもいうように落ち着きがなくなり、もの盗られ妄想が始まった。

③家庭状況の変化

住む場所の変化ではないが、家庭状況の変化がきっかけになることもある。こんな方がおられた。

元来、勝ち気で几帳面、負けず嫌いであった。長年社長夫人として「お山の大将的」(家人談)に暮らしてきた。ところが、夫が十数年前に死亡。しばらく一人暮らしをした後に、田舎《いなか》に住む息子一家と暮らすようになった。

息子は会社員だが、その妻は教員で、その地では数少ない女校長になり、地域では有名人である。また、民生委員として勤務終了後、遅くまで走り回るなど、エネルギーがある人で、人望も高い。孫はいるがすでに独立しており、彼女と息子夫婦の三人暮らしである。

これまで彼女と嫁はお互いに立て合ってうまく生活してきた。そして、息子の妻が忙しい人だったこともあり、彼女の方も「嫁は嫁」という態度であったから、従来は家庭内での接触が密というわけではなかった。

ところが、一年前に息子の妻が定年退職し、自宅にいることが多くなった頃から嫁を対象にもの盗られ妄想、さらには食事に毒を入れられるという妄想が出現し、激しい攻撃を示すようになった。受診を勧めても、「自分はどこも悪くない。嫁さえ態度を改めてくれたらいい」と拒否していたが、信頼する友人に強く勧められて来院した。

彼女の場合は、いわば家庭内の権力闘争と考えてよいのかもしれない。つまり、息子の妻が退職後、それまでの(よい意味での)疎なつき合いが、一転して密になり、彼女と息子の妻との主導権争いが無意識のうちに生じたのであろう。

もの盗られ妄想は、争えば必敗の形勢を察知した者の、つまりは弱者からの訴えあるいは反撃であった、とみることができる。嫁の退職後、新たになった状況と家庭内の関係に、彼女と息子、嫁の三人がとまどいながらなじみ、うまく治まりがつくようになって、妄想はなくなった。

④日常生活での失敗

痴呆と関係する、あるいはたまたま起こった日常生活の失敗が、契機になることもある。

ある人は、きれい好きで几帳面な方だったが、痴呆が始まりかけた頃、初めて尿失禁してしまった。人知れず処理しようとした彼女は、風呂場で下着を手洗いしていた。

そこに嫁が通りかかり、「いいですよ、私がしますよ」と声をかけたが、臭いで事態を察し、「じゃあ、お願いします」とあわてて出ていった。ところが、「自分の失態を知られてしまった」と感じとった彼女は、それからしばらくしてもの盗られ妄想を発症した。後に彼女は、「このときから嫁の態度が変わった」と述べている。おそらく、変わったのは彼女の気持ちの方だったのだろうが。

⑤身体的不調

体調を崩すということも大きな契機になる。

こんな方がおられた。一人暮らしの老人が、小さな脳梗塞を発症した。どうしても入院を嫌がり、息子夫婦の家に同居して外来治療を受けていたが、ちょっとよくなると黙って自宅に戻ってしまった。仕方なく、かなり離れた町から息子夫婦が彼女の自宅まで介護に通っていた。

ところが、しばらくして嫁を対象にもの盗られ妄想が始まった。せっかく持っていった弁当も受け取らず、玄関先に投げつけた。

結局、栄養失調のような状態になって、私たちの施設に入所されたのだが、彼女から聞き取った事情は、次のようなものだった。彼女の夫は脳梗塞のあげくに、精神病院で死亡していた。それも、あまりよいケアを受けることなく、悲惨な最期だったという。

脳梗塞という病は彼女に脳障害をもたらしただけではなく、彼女にとっては痴呆化した夫が精神病院で死亡したという「忌まわしい過去の記憶」をまざまざと思い起こさせた。しかも、今度は自分が引き受けねばならない現実として、である。

彼女は医者嫌い、病院嫌いだった。それは、夫と同じ道を歩むことを恐れて、体調が悪くなっても病院に赴くことさえ避けていたからである、という。病を得て、息子夫婦とはじめた同居は、「忌まわしい過去」の再現が近い将来、自分の身に起きるだろうこと、息子夫婦は自分を病院に入れたがっていることを考えれば、その道程がすでに始まっていることを彼女に告げた。

彼女は何もいわずに息子の家から遁走し、独居に戻る。このようなかたちで、彼女は突きつけられた現実を拒否しようとしたのである。しかし、もはや食事を自分では作れなくなっており、息子の妻が運んでくれる食事に依存しなければならなくなる。この時点から妄想は始まっている。

彼女は、入所直後は、かなりスタッフを手こずらせたが、数週間でなじみ、リーダー的に生き生きと暮らし始めた。「こんなおだやかな義母は、結婚以来見たことがない」と嫁が驚いた。そして、自宅近くの老人ホームに入所が決まったとき、彼女も、見送る入所者も、スタッフも別れを惜しんで泣いた。

他にも、健康には絶対の自信があった老人が、風邪をこじらせて肺炎になって入院し、回復して自宅に帰ってきたとたんに、自分の留守中に自分の嫁入り道具をいじっただろう、と言い出し、激しいもの盗られ妄想が嫁を妄想対象として始まった。ある人は入れ歯を、別の例では老眼鏡を壊してしまい、新しくつくったものが自分に合わないとさんざんこぼした後に妄想が出現した。

ほんの小さなゆらぎが全体を巻きこむ大きなゆらぎをもたらす、これが老いの常である。

人柄

ここまで、彼らが遭遇するさまざまな生活上の出来事について述べてきた。老いるということは、さらに加えて痴呆を病むということは、新たな事態に対処する力が衰えるということである。だから、このような出来事に遭遇した彼らが危機に陥ることは容易に推察できる。

だが、考えてみれば、彼らが遭遇する配偶者との離別、転居、身体的不調などのライフ・イベントは、老いゆく過程でだれにでも生じがちな出来事である。ことあらためて、もの盗られ妄想を生み出す決定的な出来事ということができるのだろうか。

しかし、彼らとのかかわりが深まっていくと、確かにこれらのライフ・イベントが大きなゆらぎを彼らにもたらした、と思えてくる。では、これらのエピソードを深い喪失感に結びつけるものは何なのだろうか。

それは彼らの人柄である、と私は考えている。しかし、人柄といっても、病前性格学にありがちな、歪んだ性格を述べ立てるというような考え方に、私はくみしない。また、ただ一つの特徴的な人柄がある、というわけでもない。周辺症状を、痴呆という病がもたらす不自由、痴呆を生きる生き方、そして彼らが置かれた状況という、三者が絡みあった複雑な糸を解きほぐすことで理解したいと考えてきた立場から言えば、状況しだいではだれしもが妄想に至る、ということもできる。

ただ、妄想対象を特定し、激しい攻撃性を向ける初期のもの盗られ妄想には、やはりいくつかの典型的な性格があると感じる。彼らはある種の状況を招き寄せやすい人柄であり、生き方をしてきた人であるということもできる。

つまり、これから述べようとする病前性格は病前状況を考えることでもある。念のために付け加えれば、この性格特徴は、痴呆になりやすい性格というわけではない。激しい攻撃性を示すもの盗られ妄想の病前性格、あるいは激しい周辺症状を示しがちな方の性格特徴である。

波瀾万丈の人生を乗り切ってきた人

いくつかある典型的な人柄のなかで、最も多く、輪郭がはっきりしているのは、几帳面、律儀、仕事熱心、徹底的、頑固、勝ち気、負けず嫌い、といった人柄で、エネルギーに満ちあふれ、年より若いといわれ続けてきた人たちである。これは精神医学的性格学が執着気質あるいはメランコリー親和型性格と名づけた、うつ病に陥りやすい性格類型である。

このような人たちは、波瀾万丈《はらんばんじょう》の人生を自分の力で乗り切ってきた人が多い。そのためもあって、彼らの多くは自分の人生の軌跡に矜持《きょうじ》をもっている。それだけに、彼らには特有のかたくなさがあるともいえる。先に典型的なもの盗られ妄想の事例としてあげた方も、このような人柄であり、このような人生を過ごしてこられた方であった。

彼らは、私の造語だが、「面倒見はよいが、面倒見られが下手」な人たちである。面倒見のよい人は、人の面倒を見ることを生きがいにしてきただけに、面倒を見られる側に回ることは生きがいを失うことを意味するばかりか、えてして屈辱と感じるものである。このような事態は彼らにとって、あまりに受けいれがたい。

彼らの生き方は、もの盗られ妄想発症前と後とで、まったくと言ってよいほど変わっていない、と介護者や家人は口をそろえて言う。介護者と被介護者との関係は必ずしも悪かったとは言いがたい例もあるのだが、それでもよく話を聞くと、このような生き方の中で下位に置かれ続けてきた介護者のなかには無意識的にせよ、いくばくかの不満をもち続けてきた人が少なくないことが判明する。厳しい姑だった、いじめられた、と訴える嫁も少なくない。

いずれにしても、妄想を抱く者に介護されることへの拒否感があるとすれば、介護者側にも介護するという役割をとることに、介護を受ける彼らとの関係において、なれておらず、とまどいがある。

このような彼らが、先にあげたような出来事に遭遇する。その瞬間、彼らにとってこれからの人生は「一方的に面倒を見られ続ける」時間になる。その時間のなかで彼らは弱者になり、世話してくれるだろう相手は強者になる。彼らは、人と人とのあいだ柄《がら》をヒエラルキーで、つまりは上下関係として捉えがちである。「耐えられない」と彼らは思う。「こともあろうに、嫁の配下に身を置くことになるなんて」。このような思いが介護者への攻撃性に転化するのは、ほんのあと一歩である。

ちなみに、高齢者の場合は、性格特徴と生き方とはわけて考えない方がよい。だから、彼らの人生の軌跡を丹念に追うこと、あるいは現在の暮らし方を知ることで見えてくるものに、ここでは人柄あるいは性格という語をあてている。

風変わりな人たち

数は少ないが、このような人たちとはまったく違う、もう一つ別の典型的な人柄の人たちがいる。先にあげた典型的人柄は、自分を生きるというより、自分に与えられた役割を果たすことが人生であると考えてきたような、いわば「役割に生きてきた人」であった。

ところが、これから述べようとする人たちは、彼らとは正反対に、周囲が当然のこととして彼らに期待する役割を担うことなく生涯を過ごしてきた人たちであり、変人、風変わりな人、わがまま、自己中心的、自分勝手などと周囲からいわれ続けてきた人たちである。こんな方がおられた。

七八歳、女性。アルツハイマー型痴呆。
生涯独身で、若い頃から人づきあいが悪く、親類縁者との交わりも避けてきた。親類や知人が訪ねていっても「いつ帰るんだ」というような顔をし、お茶を出すでもなく、話をするわけでもないので、来訪者は早々に引き上げ、二度と来たくないという気持ちになってしまう。

若い頃は職を転々とし、中年になってからは雑貨店をやっていたが、客が来てもほとんど話をしなかった。それでもしばらくは何とか生活ができていたが、あまりに無愛想なために客足が遠のき、結局、六〇歳代半ばで店を閉め、生活保護を受給して暮らすようになった。しかし、隣人とのつき合いはまったくなく、買物以外に家を出ることもほとんどなかった。

七六歳頃に体調を崩し、ごく短期間入院したが、二、三日で黙って帰宅してしまった。その頃から部屋の中が乱雑になり、家賃を取りに来る大家が注意してもまったく耳を貸そうとせず、強く言うと激しく言い返すようになった。そのうちに家賃を「もう払った」と言い張って払わなくなり、さらにはアパートの隣室者に「なぜ、入ってくるのか」「返せ」などと怒鳴りこむようになった。初めは何を言われているのかわからなかった隣人も、徐々に自分が彼女のもの盗られ妄想の対象になっているらしいことがわかってきた。

保健所が関与し、ヘルパー派遣などを提案したが、彼女はすべて拒否し、結局、体調を崩して私たちの施設に入所することになった。入所した時は、爪の先が曲がるほどに伸び、垢《あか》だらけで悪臭がしており、周囲に攻撃的になり、入浴、服薬、着替えなどの日常生活援助すべてを拒否した。しかし、その後は徐々に施設になじみ、みちがえるように穏やかな表情になった。ただ、痴呆症状ははっきりしてきた。

二か月後にただ一人辛うじて関係が続いていた従姉妹《いとこ》が面会に来てくれたが、「確かにもの忘れは激しいが、今までこれほど穏やかな彼女を見たことがない。あの人はぼけて初めて人間らしくなった」と嘆息した。もの盗られ妄想は入所後みられなかった。

対人的距離の崩壊

彼らは、生涯を通じ、自ら選択して独居するなどして、対人的距離を一定以上にかたくなに保ち続けてきた人たちであり、現実的・世俗的価値にあまり重きを置かず、現実世界の秩序に組みこまれることを避けてきた人たちである。

では、彼らが危機に陥るのはなぜだろう。彼らが妄想を発症するきっかけは、体調を崩して入院する、身辺自立が困難になる、などといった事態であることが多い。これらの出来事は、そのこと自体によってというより、そのような事態によって、生涯を通じて保ってきた対人的距離が著しく短縮することによって危機を招き寄せるようである。

ちなみに彼らは、入所当初は集団になじまず、加えて文字通りの直接的対人接触となる身体介助を強く拒否していたことが印象的であった。ここでも私の造語を使わせていただくなら、彼らは「面倒見も悪いが面倒見られも悪い」独特の生き方をしてきた人たちなのである。

面倒を見られる立場を受け入れられないという点では「役割に生きてきた人」と述べた人たちと同様である。しかし、「役割に生きてきた人」にあっては社会的秩序のなかで自らが劣位に置かれることが問題であったのに対して、この性格類型では面倒を見られるという立場に置かれることによって社会秩序に組みこまれ、生涯保ち続けてきた対人的距離が崩壊する予感が危機を招き寄せるのである。

妄想をつくる社会状況

ここまで二つの人柄を述べてきたが、彼らに共通するのは、老いること、痴呆を病むこと、ひいては人の手を借りて生きることをうまく受けいれられない人たちであるという点である。しかし、どうなのだろう。このような事態を性格特徴としてだけとらえてよいのだろうか。

その背景には老いが排除され、痴呆が絶望的病として恐れられ、彼らに手を借すことが自然な行為ではなくなって、すべてが専門家にゆだねられようとしている社会のありようが存在すると思われる。

そして、妄想が痴呆を生きる生きにくさの表現であるとすれば、おそらくは妄想を生成する基盤には老いや痴呆に対する社会の意識がある。あるいは、年をとり、病を得ることがごく自然なこととして受けいれられている社会では、痴呆を病み、痴呆を生きるということはもっと容易なことであるのかもしれない。

女性に多いもの盗られ妄想

ところで、もの盗られ妄想は、なぜか女性に圧倒的に多い。わが国では専門家に尋ねると、だれもがこの妄想は女性に多いという。だが、諸外国では必ずしもそうとはいえないらしい。とすれば、このような性差は社会的、文化的背景の違いによる、と考えられる。

そこでまず、男性は社会的評価やステイタスにこだわり、女性は具体的な事物にこだわる生活を過ごしてきた人たちが、わが国の高齢者には多いのではなかろうか、と考えてみる。そうだとすると、もの盗られ妄想が女性に多いことも何となく了解できる。

今一つは、高齢者の、とくに痴呆の臨床に長年携わってきて痛感することなのだが、老いても高いエネルギーを保持し、痴呆という難病を抱えてもなお生き生きと暮らしておられる方の多くは、女性である。その精力性が妄想を生み、問題行動を生む源でもある。妄想や問題行動を生み出すには、それなりのエネルギーが必要だからである。

では、なぜ女性は元気なのだろうか。それは、女性が生活人として生きてきて、痴呆を抱えてもなお生活人として生き続けている、ということなのではなかろうか。むろん、もの盗られ妄想を発症した人たちのなかには職業人として生涯の大半を送った女性もいる。しかし、それでも彼女らは職業人であったと同時に、というか、むしろその本質において生活人であった。生活人として、その日その日を暮らし、その時々を生きる。ごく自然なこととして、昨日が今日につながり、今日は明日につながる。

このような生き方、暮らし方は、老いても、痴呆を病んでも、確かに不都合は多くなるが、その基本様式は崩されない。とすれば、彼女たちが精力性を発揮する基盤は少なくとも解体されない。そして、私の考える痴呆ケアの要諦《ようたい》の一つは、豊かな暮らしを提供するということであるが、このようなケアは、やはり女性の方が受けとめやすいようである。

ところで、生活は物の世界でもある。具体的な事物から離れて生活は成り立たないからである。とすれば、生活人の喪失感と攻撃性の攻めぎあいがもの盗られとして表現されることは、十分ありうることであろう。このような考えが正しいとすれば、現代の若者たちが老いる頃、もの盗られ妄想の性差はひょっとすると逆転しているかもしれない。あるいは、もの盗られという主題はほとんど姿を消しているかもしれない。

男性に多い妻盗られ妄想

男性に多いのは嫉妬妄想であろうか。妻が浮気していると責め、攻撃的になり、自分のそばを妻が一瞬たりとも離れることを許さない。

こんな方がおられた。

八〇歳の男性。自ら設立した小さな工務店の社長であり、住宅建築などを請け負っていた。三人の子どもがいるが、それぞれ自立していて、今は妻と二人暮らしである。もともと短気でわがまま、頑固、口うるさい人であった。また、職人気質で仕事には熱心だが、妻や子のいうことは全然聞こうとしなかった。子どももなつかず、自立すると家にはほとんど寄りつかなくなった。

八年前、仕事中に倒れ、脳梗塞と診断されて、入院治療を受けた。右片麻痺が残ったが、退院後は通院せず、毎日、自宅でテレビを見ているばかりで、結局、ようやく杖歩行できる程度にしかならなかった。仕事する意欲も失ったようでまったく人まかせになり、結局、三年前に工務店を閉めざるをえなくなった。

一年前からもの忘れが強くなり、昔の話と最近の話が混同するようになった。その頃から妻をいつもそばに置きたがり、ちょっとでも姿が見えないと妻を呼びつけ、ことあるごとに妻にあたるようになっていた。

半年前から妻に向かって「男がおるんだろう。B建設の男に違いない」「私が邪魔なんだろう。別れてやるから離婚届けをもらってこい」などというようになった。B建設は、少し前に自宅の普請を頼んだ会社である。雨漏りするようになったために、かつての知り合いでもある同社に妻が頼んだのだが、その際、彼は強く反対し「自分がやる」と言いつのったが、できるはずもなく、さすがに妻は雨漏りに耐えられず、彼の反対を押し切って普請を頼んだ。

買い物に出ても、「男に会ってきたに違いない」と杖を振り回すなど、激しく攻撃的になるので、妻は外出もままならなくなった。また、昼間はウトウトしていることが多く、そのため夜は不眠がちで妻を責める。結局、耐えられなくなった妻が親戚を頼んで強引に病院に連れてきて、初診となった。

妻は逃げ腰で、夫婦としての「折り合い」をつけようとしても、「私は長年、「夫婦してきた」わけではない。私は夫の「使用人」だった。そのあげくがこうでは救われない。子どもたちも夫の話は聞くな、というので逃げ出すんです」ととりつくしまがない。

また、「病気とはいえ、嫉妬するということはご主人があなたを女としてみているということでしょう」といってみたが、「私は結婚して以来、女として扱われたことがない」とすげなかった。しかし、嫉妬妄想が出現する少し前頃から長年なかった性生活を夫が求めてきて驚いたという。妻は「それだけは絶対に嫌でした」と顔をしかめた。

初診五か月後、彼が肺炎で内科病院に入院になり、致し方なく妻が付き添っていたが、これをきっかけに嫉妬妄想はなくなった。ただ、痴呆はやや進行した。

このような事例をみると、彼らの嫉妬妄想は、愛と信頼を裏切られたというニュアンスより、「俺のモノ」を盗られたという色彩が強い。つまり、彼らの妄想は「信－不信」をめぐる葛藤ではなく、「所有－喪失」をめぐって展開しているようにみえる。

強者と任じてきた者が弱者になる。しかも、そのことがとうてい受けいれられない。かくして弱者が強者を攻撃対象に選択する。このようなこころのありかは、女性のもの盗られ妄想とほとんど変わるところがない。

男の老い

男の老いは、あるいは男が痴呆を生きるということは、なかなか困難であり、わびしいものであることが多い。配偶者に先立たれたとき、男性の余命は女性に比べて圧倒的に短縮されるという統計がある。男性の大半が生活人としては落第であるということを示しているのだろうか。ケアにあたっていても、男性はどうも元気がない。その理由は、現代を生きる男性の生き方にかかわっているようである。

男性の多くは具体的な事物にではなく、社会的な役割・地位・評価にしがみついてきた。その感覚は高齢になっても身にしみついている。しかし、多くの高齢者にとってこれらはすでに手のうちにない。現代の家族には、家父長という地位さえ残されていない。

最後に残された砦《とりで》が家庭内での、配偶者との関係でとる地位である。露骨な言い方で、書くのにやや気がひけるのだが、優位な立場で妻を所有することによってようやく維持される価値しか自分には残されていないと感じる人たちが嫉妬妄想に追いやられる。

このような生き方をしてきた男性が妻への依存を生じるような状況に遭遇する。彼らにとって依存は妻への優位を喪失する事態と受けとめられる。そこにしか自分の価値基盤をもてなくなっていた男性にとって、このような事態は妻への激しい両価感情を生む。今や自分は邪魔者でしかないのではないか。そのような自分は妻を失うのではないか。不安は妻への強迫的なしがみつきを生む。

だが、このような行為は妻を辟易させ、遠ざける。喪失の不安は一層高まる。かくして、妻への攻撃性は自己の地位を失った男性の喪失感の裏返しではあるのだが、いずれにしてもこのような両価感情から嫉妬妄想への距離はごくわずかである。

介護をめぐる状況

ここまで喪失感と攻撃性の由来について述べてきたが、それぞれについて若干の補足をしておく。まず、攻撃性の基盤にある介護状況についてである。ここまで述べてきた攻撃性は、家庭内の最も身近な介護者に向けられていた。これは果たして、個人のこころのありかにのみ、その原因を求めてよいものであろうか。

ちなみに、欧米でも痴呆の妄想主題にはもの盗られが多いと指摘する論文はある。だが、その具体的行動は、盗られると妄想し、部屋にバリケードを築いて隠れる、ときにはナイフやハサミを身につけて来宅するものに暴力をふるう、といった類いのものであり、わが国のように身近な介護者に攻撃が向けられることを述べた論文はあまり見あたらない。

このように国や地域によって攻撃性の表現が異なるという事実は、こころのありかの解明とは別の視点からの分析が必要であることを示唆している。そのヒントとなるのは、欧米とわが国との介護状況の違いであろう。

わが国では痴呆老人の四分の三は在宅生活をしているが、その介護は大部分、同居家族によってなされている。二〇〇〇(平成一二)年から始まった介護保険制度と軌を一にして、介護の社会化というかけ声が大きくなった。つまり、介護を家族の手にだけゆだねるのではなく、社会全体で担おうというのである。これは正しい方向である、と思う。だが、実際にはまだ家族の介護に依存している部分が大きい。介護保険制度も、家族の手に余る部分を補っている程度に過ぎない、といってよい。

「ぼけ老人をかかえる家族の会」の調査によれば、在宅痴呆老人の介護者は八割以上が女性であり、痴呆老人と介護者との関係は「舅・姑と嫁」が最も多く、半数近くに及ぶ。そして、介護者は心身ともに大きな負担を強いられ、彼らにはいわば受苦としての介護という意識が強い。

このような介護状況はわが国にかなり特異なものである。たとえば、六五歳以上の世帯構成をみると、わが国では、減少してきているとはいえ二世代以上の家族が同居している割合はまだ六〇%ある。ところが、デンマーク、スウェーデンでは一〇%に満たず、米国、英国、フランスも一〇%台である。

つまり、これらの国では六五歳以上の大半が老夫婦だけの、あるいは一人暮らしの世帯構成になっており、同居家族による介護を求める社会文化的基盤がすでにない。となれば、これらの国では身近な介護者(典型的には嫁)を妄想対象にしようにも、彼らは同居していないのである。

ある調査結果

このようにわが国における高齢者の世帯構成を諸外国のそれと比較して示したのは、ただ単に妄想対象となる同居家族がいるかどうかを述べるためではない。このような変化あるいは相違を一つの指標として、わが国の高齢者介護についての意識に変化が生まれていること、そしてそのことが痴呆を病む老人のこころにも大きなゆらぎをもたらしていることを述べたいのである。

毎日新聞社などによる高齢者介護をめぐる意識調査を紹介しておこう。まず、「老後は子どもに頼るつもりか」という質問に対して「はい」と答えた人の割合は、一九五〇年には六〇％であったが、徐々に減少し、一九九三年には一六％になっている。

一方、「子どもが老親をみることはよい習慣、子どもの義務」と答えた人は、一九六三年には七五％だったが、一九九三年には四八％になった。しかし、まだ半数はそのように考えているということでもある。ただ、その二八％は「老人施設や制度が不備だから仕方がない」と考えている。

要するに、現代の介護意識は自分の老後は子どもに依存できないが、自分の、あるいは配偶者の老親の介護にあたるのは致し方ないとするのが平均的である、といえる。

つまり、わが国では介護に対する考え方が世代間でねじれを起こしている。わが国における現代の高齢者は家族が老人の介護にあたることを倫理的に義務とすべきであると考える世代に属しており、一方、介護にあたる世代は先の調査結果あるいは介護保険制度に示されるように、介護は社会化されるべき問題と考えはじめている。

しかし、高齢者自身もこのような社会意識の変化を否応なく感じざるをえない時代になっている。先に示したように、子らと同居している高齢者は欧米と比べればまだまだ多いが、それでもこの三〇年間で一人暮らしあるいは老夫婦だけという世帯が比率でいえばほぼ三倍、実数でいえば実に一〇倍近くにもなっている。つまり、欧米型に移行しており、もはや高齢者が二世代、三世代家族に囲まれて余生を送るという風景は急激に失われようとしている。

このような事実あるいは前述の調査結果に示される現代の介護意識は、同居家族をもつ高齢者の意識にも微妙な影を落としている。彼らは、自分の親がそうであったように、世の習わしとして老いてもなお自分には家の中にしかるべき場所が用意されているとはもはや感じられなくなっている。

彼らの多くは自らがそうしてきた生活史を背景に自らの介護を家族に要求しながら、そこにある種の後ろめたさ、あるいは申し訳のなさといった感情を抱かざるをえない。ちなみに、高齢者の自殺率は、おおかたの予想に反して、一人暮らしの高齢者より、同居家族のある高齢者の方が高い。

求めに十分に応えてもらえないことにいらだち、その不当さを怒り、それでいてなお求めること自体を潔しとせず、やましささえ感じる。このような感情の中にある彼らは、身をまかせようとしながら、身をまかせきれない。そして、身をまかせざるをえない状況は弱者が強者に翻弄されることと感じずにはおれない。かくして、弱者からの反撃、復権希求のあげくの攻撃性という構図が必然となる。

このように介護に対する高齢者、介護者、そして社会の意識のありようが、一人ひとりのこころのありかを包みこむように、あるいはその大枠と方向性を定めるようなかたちで存在する。

「もの」に対する思い

次に、喪失感についても若干の補足をしておこう。

私が喪失感という言葉によって語ろうとしていることは、要するに、なじみの風景、なじみの場、なじみの関係、なじみの「わたし」を喪うということであり、英語の miss という語の両義性にかかることである。

I miss you といえば、あなたを喪い、あなたに会えなくなって寂しい、という意味だが、When did you miss your umbrella? といえば、いつ傘がなくなったことに気づいたのか、という意味になる。つまり、「……がなくなって淋しい」という気分が「……がなくなった事実に気づく」ことにもなるのである。そして、寄る辺のなさと寂寥の「こころ」が「もの」盗られ妄想として表現されるのである。

逆に言えば、老人にとって「もの」は単なる物ではないということである。本章冒頭の事例のハサミもそうである。自分には何も買ってくれなかった夫だけに、かえって若い頃ただ一つ買ってくれた裁縫バサミは彼女の宝物(と彼女はいつも言っていたという)であるだけではなく、自分と内縁の夫とを結ぶ絆になっていた。

それがなくなる。それを自分がなくしたと判断できなくなっている彼女には、夫を亡くして天涯孤独になり、路頭に迷うかもしれない自分の運命《さだめ》を予見しているように思えたのかもしれない。「他の物はともかく、あのハサミだけは返しなさい」と娘にとくに執拗にせまったという。

老人ホームに入ってまもなく、もの盗られ妄想が出現した方がおられた。彼女は、人はよいのだが、身体が弱く、経済的能力に乏しい夫を支え、魚の行商で一生を送った人であった。痴呆症状がみられるようになり、小火を出してしまって、入所になった。彼女が後にしたのは、彼女が苦労を重ねて建てた家であった。

その家は、単なる物ではない。そこには彼女の人生がある。彼女自身がつぶさに語ってくれたのだが、かじかんだ手に息を吹きかけながらまだ夜も明けやらぬ冬の朝、行商に出かけるために病弱の夫を起こさないようにとそっと戸を開けた家である。体調が悪く昼前まで床について休んでいたが、どうしても気がすまず夏の熱い道路にリヤカーを引いて出た家である。そして、最後に夫を看取《みと》った家であり、その後「一卵性母娘」と言われるほど身を寄せ合って娘と過ごした家である。

家を出てホームに向かうとき、何度も何度も振り返って涙した、と彼女は言う。ホームに入ることが決まってからは、暗い表情で無言のまま、元々きれい好きだった彼女がよりいっそうなでるように家を丁寧に掃除していた、と娘は述べている。にもかかわらず、彼女は老人ホーム入所後、混乱し、身辺の整理さえできなくなっていく。

老人にとって、物には人生が詰まっているのである。

未来への不安

痴呆を病む人たちは、どのような時間を生きているのだろうか。彼らは、記憶障害のために、いわば断片的な現在《いま》を生きている、というように考えられている。痴呆が進むと、その時々だけが問題になり、過去も未来もない「瞬間人」として生きる、というような極端な論議もある。

確かに、彼らを支えることは、彼らの現在《いま》を支えることである、という意味では、このような考え方はまちがいではない。しかし、ここまで述べてきたように、痴呆の初期にあって、彼らは未来への不安に怯えていると考えられる。

これまでの、さまざまな困難を自分の力で乗り越えてきたというような生き方を貫き通すことが難しくなり、ひとに面倒を見られる側に回るという、彼らにとっては受けいれがたい現実が現在《いま》と境を接する、ごく近い未来にせまっている。それは、彼らにとっては思ってもみなかった未来であるだけに、不安が強い。恐怖ですらある。もの盗られ妄想は、その象徴的表現である。

3 中期痴呆——過去への執着

徘徊の出現

痴呆の程度が深まり中期になると、場所についての見当識障害が明らかになり、行動障害が前景に立つ。これらの中で最も多いとされるのが徘徊である。ある調査によれば、「徘徊」「外出して迷子になる」を合わせると、自宅で暮らす痴呆老人の約二割にみられるという。そこで、痴呆中期の周辺症状として、徘徊を取り上げることにしよう。

徘徊と一言でいっても、その様相は後に述べるようにさまざまである。しかし、どれも介護に難渋する。家を出ていって迷子になり、不測の事態を招くこともある。一晩、行方不明になり、探し回っていたところ、かなり離れた竹林の中でけがをして倒れていたところを見つかった人もいた。また、夜中になると家から出て行こうとされるので、介護者が自分の身体と痴呆を病む方の身体とを紐で結び、起きあがると眠りこんでいても目が醒《さ》めるようにしていた人さえいた。

夜中、いきなり紐が引っ張る。
おじいさんの腰にくくりつけてある紐が
おばあさんの手首を引っ張る。
一途におじいさんは表に出て行く。
おばあさんは引っ張られて
よろよろとついて行く。
一本の赤い紐でしっかり結ばれて
夜更けの道を音もなく男と女が歩いて行く。

（天野忠『万年』より）

発熱に解熱剤的発想からの離脱を

突然、話は変るのだが、もし、体調が悪くなって病院を訪れ、「熱があります」というと、医師が考えもせずに解熱《げねつ》剤を処方し、「咳もあります」というと鎮咳《ちんがい》剤を加え、「しんどい」と訴えると点滴を指示して何も言わずに引っこんでしまったら、「ヤブ医者！」と怒鳴りたくなるだろう。

症状の裏にある疾病を診断し、その原因をつきとめて、そこに届く治療を考える、これが医学的発想の基本であることは第一章で述べたが、この医師はそれを怠っているからである。痴呆を病む人の行動障害や精神症状に対しても同様に、その基盤にある病態を明らかにし、その成り立ちを考えて、対応策を立てる必要がある。考えることを怠り、ただやみくもにケアを行う、過去の一、二の経験をそのまま一般化して当てはめようとする、あるいは眠剤や向精神薬の投与を求めるなどは、ヤブ医者と同等の芸のなさである。

徘徊は一つの事象ではない

漠然とした事象に一つの言葉が与えられると、本来その事象が含んでいたさまざまな差異が無視され、同一の事象とみられがちになる。徘徊もそうである。

歩き回り、それが一見、無目的とみえるような行動に徘徊という言葉を与えると、その行動がいかにも同じような成り立ちをもった行動と思いこんでしまう。そして、徘徊に対してどう対応するか、という質問があると、無理に押しとどめたり、行動制限したりするのではなく、安全を確保して、ときには集団への誘導を試みましょう、というような答えが与えられたりする。まちがいではない。だが、質問者はこの程度の常識的な対応はすでに試みた上で質問しているはずだから、何も答えていないのと同じである。

実は、「徘徊に対する対応は」という質問は、あまりよい問い方ではない。答えられない問いである、といってもよい。徘徊は一つの事象ではないからである。徘徊の基盤にある病態も異なり、徘徊に至る道筋も異なっている。こころのありかも違う。それらの異なりをわかった上で、対応を考える必要がある。

以下、徘徊の諸相を、①徘徊ではない徘徊、②反応性の徘徊、③せん妄による徘徊、④脳因性の徘徊、⑤「帰る」「行く」に基づく徘徊、に分けて考えることにする。

徘徊ではない徘徊

「徘徊ではない徘徊」というのは、おかしな命名だが、外出すると迷子になったりするために、外に出るだけで徘徊と名づけられたり、入院の際にベッドから離れるだけで徘徊といわれてしまうような場合である。

その行動自体は何ら異常とよばれるようなものではないのだが、日常生活においては困惑させられる行動が少なくない。このように周囲が困らされる行動は、異常行動あるいは問題行動と名づけられることが多いが、それは行動の問題であるとともに、その行動が発現する場の受けとめ方の問題である、ということもできる。だから、ある施設では大問題なのに、他の施設ではなぜそれが問題になるのかと不思議がられたりするなどということが起きてくる。

徘徊もそうである。徘徊は施設でも大きな問題とされることがある。しかし、私たちの施設では、ほとんど問題にならなかった。確かに、他の方の部屋を訪問し、持ち物をいじるなどしてトラブルが起きれば、飛んでいってあいだに入らねばならないことはある。しかし、それ以上に問題は広がらなかった。

ただ、徘徊する人と一緒に歩いていって自然に活動に誘導したり、食事や入浴に誘う、というようなことはこころがけていた。激しい徘徊がみられる方は、徘徊が一日の大半を占め、暮らしの豊かさや日々の楽しみを体験できていないことが多いからである。

自宅で暮らす方でも、近隣との関係が密で、迷子になりかけているとだれかが見つけて世話してくれ、連絡してくれるというような村に住んでいる場合と、歩いていてもだれも気にとめてくれず、あるいは家の前が幹線道路でただちに交通事故になる危険性が大きいような都会に住む場合とでは、在宅で介護する家族の気持ちもかなり違ってくる。

ただ、外出して帰って来られなくなると、やはり大変である。そこで、鍵の工夫をしたり、出入り口にセンサーを取りつけたり、迷子札をつけたりする。あるいは地域ぐるみでこのような迷子に対応しようとシステム化している所もある。

もちろん、だれかがそばについていられれば何ということもないわけで、あるいはそれ以外に本当の意味での対応策はないのだから、ことあらためて徘徊とよんで対応策を検討する必要のない行動ともいえる。

反応性の徘徊

次に、反応性の徘徊とよぶのは、なじみのない場所に置かれることによって生じる見当識障害と不安から、硬く、不安げな表情で足早に歩き回る徘徊で、入院・入所に伴って生じる場合がその典型である。

見当識障害ということからいえば、自分の居場所についての「頭のなかの地図」ができていないことによるものと考えられる。日常的に暮らす場所について、私たちにはその見取り図が頭のなかに納められている。たとえば、自宅で夜中にトイレに行くとき、寝ぼけ眼《まなこ》で半分眼をつぶっていても、家具の角などにぶつかることなくトイレにたどりつける。「頭のなかの地図」ができあがっているからである。

このような「頭のなかの地図」がまだできていないあいだは、徘徊して頭のなかに地図をつくろうとする。ちなみに、私が以前勤務していた病院がほぼ全面改築になったことがあるが、しばらくはスタッフがキョトキョトと目をあちこちに向けながら徘徊していた。しばらくして、一々考えずに目的地に着けるほどに「頭のなかの地図」ができあがった頃、スタッフの徘徊はなくなった。

このように考えると、新しい利用者が新しい環境の重要なポイント（自分の部屋、便所の位置、スタッフのいるサービス・ステーションへの道筋など）を覚えられないあいだは徘徊が生じやすいといえる。逆に言えば、これらを覚えると徘徊はとたんに減少する。だから、そのための工夫が必要である。

私たちの施設ではスタッフの基地であるサービス・ステーションが全面オープン・カウンターになっていて、食堂、デイルーム、機能訓練室が合わさった多目的スペースの、どこからでも見える位置にある。また、部屋を出て少し歩くと、だれでもがごく自然にこの多目的スペースに行き着けるようにもなっている。

そして、なかにだれかスタッフがいるときはサービス・ステーションのドアは開けられていて、入所者の出入りも自由である。だから、昼休みや夜勤帯などに入所者とスタッフが一緒にお茶を飲んでいるなどという光景は日常的なものである。このような構造が入所者の不安を和らげているのだろう。

数人単位で暮らすという雰囲気が強く、施設もこぢんまりとしていて、「頭のなかの地図」をつくりやすいグループ・ホームでは、この種の徘徊は生じにくい。施設の規模や痴呆を病む人の住いがどうあるべきかを考えることは、今後の大きな課題である。

不安への対処

どのような徘徊でも、その背景に不安があるのだが、反応性の徘徊ではとくにそれが強い。この不安は、自分が暮らすことになった新しい場や関係にまだなじめないでいることから生じている。だから、新たな場がなじみの場になり、なじみの関係がスタッフと、そして同じ場に住む人たちとのあいだにつくられれば、徘徊はなくなる。一般的に言って、新たに入院、入所してきた人には格別にこころをこめた、緻密な対応が必要である。

　私たちの施設では、入所前に彼らに関する病状、発病以来の経過、できること・できないこと、好み、暮らしぶり、生活史、人柄、ご家族や地域との関係などを含む詳細な情報がスタッフに伝えられていた。それらをもとに、入所される方がどのような思いで入って来られるのかを考え、それをどのように受けとめるのかについて、前もって話し合っていた。

　朝の申し送りの時間には全スタッフが集まる。医師、看護師、ケアスタッフ、理学療法士、作業療法士、栄養士、相談員、併設の在宅介護支援センターのスタッフ、デイケアの利用者が入所するときにはデイケアスタッフ、ときには事務職員。その場で、情報や話し合いの結果が伝えられ、毎朝、ミニカンファレンスがもたれる。

　また、できるだけ入所前に彼らに家族らとともに施設を訪問してもらっていた。仮に彼らが入所してきたときには、そのことをまったく忘れてしまっていたにしても、このようなこころ遣いには意味がある。少なくとも入所したときスタッフがまったく知らない人が入ってきた、というような反応になるのはよくない。

　このような対応によって入院・入所反応を最低限に押さえることができる。入院・入所反応とは、入院や入所の直後に生じる行動のまとまりのなさ、痴呆症状の悪化、原因不明の発熱などの心理的・身体的反応をいうのだが、これらはときに生命を奪うことさえある。

自宅でも不安げな徘徊が生じる時期がある。その時期は、自宅にいても便所の位置がわからなくなる時期と一致することが多い。この場合は、「頭のなかの地図が失われた」ということであろう。あるいは、家庭内の人間関係がうまくいかなくなったとたんに徘徊が始まる場合もある。痴呆を病む人のこころは、行動として表現されることが多い。

せん妄による徘徊

意識障害の一種にせん妄がある。意識障害としては比較的軽いが、幻視を見たり、情緒が不安定になって、泣いたり急に怒り出したりする複雑な意識障害である。寝とぼけをイメージしていただければ、かなり近い。

「はじめに」に引用した斎藤史の歌で「視えざるもの」に向かって「鬼語」を話していた彼女の母も、おそらくせん妄状態にあったと思われる。また、耕夫人の夜間の行動、たとえば毛布を引っ張り出したり、丸めたりする行動の基盤にもせん妄があっただろう。

このせん妄によって、徘徊が生じることがある。足早に歩くことも、ベッドの上で不安げに周囲をキョトキョト見回していたかと思うと何かを探すようにゆっくりと歩き出すこともある。

どちらの場合も、いつもと違ってギョロギョロした目つきだったり、目の焦点が合っていなかったりする。

また、タンスから一見無目的に衣類を出し入れし、それらを何度も畳んだり、丸めたりする。ときにはそれらを引き裂いたりする。それを止めようとすると暴力的になったり、ものを壊したりすることもある。

せん妄は意識障害の一種だから、部屋は明るくした方がよい。一度は目覚めていただくためである。また、幻視に対しては、見えるという像を見つめていただくと「あっ、消えた」と言われることが多い。ぼんやりした意識状態が幻視を生み、注意を集中して見つめると意識レベルが上昇し、幻視が消えるのである。

あるいは、安心できる人がそばにいて手を取り「大丈夫だよ、私がついているからね」などと話しかけ、添い寝するだけで、安心して眠りに入ってくれることもある。はっきり目覚めていただくか、眠っていただくか、どちらかに方向を定めて働きかけるのである。

ところで、せん妄は脳が急激に障害を受けたときの症状である。だから、その原因を探り、医学的対応がとられねばならない。せん妄の原因としては脳梗塞などの一次性の脳障害によるものや脱水、感染症、貧血などがあるが、薬物が原因で起きているせん妄は、原因となっている薬物の投与が中止されない限りせん妄は消失しない。せん妄に対しては、まず投与されている薬物を疑う、これが鉄則である。

一日の生活リズムの不整によってもせん妄が起きる。自宅でせん妄が生じ、入所すると治療的対応をまったく行わないのに消失してしまう場合も少なくない。自宅では横になって居眠りしていることが多いなど、日中の覚醒度が落ちているために、夜間に不眠が生じ、それがせん妄に移行していたものと思われる。要するに、一日の覚醒・睡眠リズムがうまくとれていなかったことで、夢を見ているような半覚醒の状態が日中に潜りこんだと考えていただいてよい。入院、入所していても日中、しっかり覚醒し、こころを外に開いて、生き生きと暮らせていない場合もまた、同様のことが起きる。一般に、夜間の問題行動を夜間に対応しようとするのでは手遅れである。日中の対応こそが問われねばならない。

脳因性の徘徊

脳因性の徘徊などという命名はあまり適切でないと思うのだが、他に表現しようがないのでひとまず、こうよぶことにする。脳障害の直接的なあらわれとして生じる徘徊という程度の意味である。

具体的には、アルツハイマー病などのある時期に落ち着きなく多動になり、それに伴って衝動性の亢進がみられる時期がある。それらの症状の一部として、いつも同じような軌跡を描き、早足で、やや前下方を向き、堅い表情で、前に人が立っても押しのけるようにして歩く徘徊が観察される。

脳因性などという、こなれていない言葉を用いたのは、この種の徘徊にはケアが届きにくいからだが、一緒に付いて歩くなどしているうちに歩く速度が落ち、一時的にではあっても集団活動に誘導できる場合がある。少なくとも不測の事態を避けることはできる。

「帰る」「行く」に基づく徘徊

痴呆が中期にさしかかった頃、「帰らせてもらいます」あるいは「これから……へ行く」といって自宅から出ていこうとする、特徴的な行動がみられることがある。最後に、この種の徘徊についてやや詳しく述べよう。痴呆中期を生きる人たちのこころのありかが特徴的に透けて見える行動だからである。

このような行動が入院、入所している人たちにみられると「帰宅願望」と名づけられたりする。そして、外に出ようとするのを止められると、彼らは激しく反発することもあるから、外泊やときには退院、退所が家人に求められる。しかし、このような対応はどこか的外《まとはず》れである。事実、外泊したからといって、あるいは家に戻ったからといって何も解決しないことの方が多い。

「帰る」「行く」と言って外に出て行こうとするような行動は自宅にいてもみられる。夕方頃になると行動にまとまりがなくなり、風呂敷に身のまわりのものなどを包んで「そろそろ帰らせていただきます」と言い出す。このようなときは不安げで、どんなにここが自宅であると説明しても納得してくれない。出て行かれると、迷子になってしまうこともあり、事故に遭遇することもあるから、家人は困惑する。

夕方症候群のこころ

このような行動は夕方症候群と呼ばれることがある。どうも生体リズムと関係があるらしく、夕暮れ時に行動が乱れるのである。だから、冬は早く、夏には遅い時間帯にみられる。ごく軽い意識障害を伴っており、そのため見当識障害がいっそう強まるから、「帰る」「行く」も、その結果である、と言われる。その通りなのだが、そういうだけでは彼らのこころは読めない。

ところで、「帰る」は女性に多く、「帰る」先はほとんど故郷、あるいは長年住み慣れた家である。「行く」は男性に多く、「行く」先は決まってかつての職場である。
「穂高に帰る」と執拗に言い、それが一日に何回も続いて、ついに夫がかんしゃくを起こし、「もう、俺と暮らすのが嫌になったのか！」と怒鳴ったら、「長いあいだお世話してきましたが、そろそろ勘弁してください」と言われ、あっけにとられた夫の依頼で、しばらく彼女をお預かりしたことがある。穂高は彼女の故郷である。

彼女が入所中に「穂高に帰る」と言いだした。つい私も忙しく「穂高は遠いよ。特急券を手に入れて、明日にでも行ってみようよ」とごまかそうとする。だが、彼女は言うのである。
「いいえ、穂高はついそこの角を曲がったところです」。このように、帰る先、行く先はごく近くにある、と主張することが多い。

このようなときは、付き添って歩き、疲れた頃を見はからって「そろそろ帰りましょう」と言えば帰ってきてくれる、と介護の教科書には書かれている。だが、足の強い人も多く、付き添う方が疲れ果てる。夏に一緒に歩いた家人が熱中症で倒れてしまわれたことさえある。

仕事に段取りをつけて、彼女に付き添って歩く。かつて山歩きしていた私は、「そう、穂高ですか。いいところですね。常念岳《じょうねんだけ》が見えて」と話しかける。
「よくご存じで。雪解けの山にお坊さんの姿が見えるんですよ」

「そうそう、常念坊が見えるから常念岳でしたね」

「仲の良さそうな男と女が肩を寄せ合っているような道祖神があちこちにありましたねえ」

「そうよ。あれは田圃《たんぼ》の神さんよ。子どもを授かるようにこっそりお詣《まい》りする女もおったな」

「春にはいっせいに花が咲いて、いいところですねえ」

彼女は、幼い頃のことを次々に話し出す。今まで聞いたことのない話、夫も知らないであろう初恋の話も混じる。歩き方も施設を出た時と違ってせかせかしたものではなくなり、散歩しているという歩調になる。一時間も歩いたろうか。彼女は「先生もお疲れでしょうから、また明日ということにして戻りましょうか」と帰ってきてくれた。

時を駆けることができない

彼らは「今・ここ」で暮らしていることを何となく居住まいが悪いと感じていて、かつてこころ安らかに過ごし、プライドをもって生きていた時代に戻りたいのだろう。

時を駆けることができない私たちは、現在《いま》を生きることに行き詰まると、ときにイメージのなかで過去へ旅する。私たちは、イメージのなかでなら時間を遡ることができる。「若い頃はよかったなあ」「もう一度あの時に戻れたら」と嘆息し、一時、過去に遊ぶのである。

ところが、痴呆という病はイメージの世界を奪う。もっと正確にいえば、イメージの世界と現実世界との往き来を困難にする。そこで、イメージの世界が現実の世界に置き換えられ、過去へのイメージの旅が現実世界の空間移動を希求する行動になる。

イメージの世界では、瞬時に過去への旅が可能になる。私たちが現在《いま》の生きづらさにふと昔の自分を思い描いて、いっとき昔に生きるのも一瞬のうちなら、「でも、がんばらなくっちゃ」と我に返り、現在《いま》に戻ってくるのも一瞬の間である。だから、痴呆を病む彼らの帰る先、行く先もまた、「すぐそこ」なのだろう。

彼らが「帰る」「行く」とき、付き添って歩き、昔話に興じる。そのとき彼らは、過去をもう一度生き直すのである。その過去は、こころ安らかに暮らしていた時代、プライドをもって生きていた時代である。

先にも述べたように、女性が「帰る」先は故郷であることが多いが、男性の「行く」先は決まってかつての職場である。人生を通じて、男のプライドのありかがそこにあるということだろうが、しがみつく過去がかつての職場しかないのは、ちょっともの哀しい。

彼らは疲れたら帰ってきてくれるのではない。この人となら、今・ここで一緒に生きてもいい、そう思ってくれてはじめて彼らは今・ここに戻ってきてくれるのである。今・ここを生き生きと過ごせる場にすること、身の丈に合った生き方を発見する手助けをすること、これ以外にこのような行動に対処するすべはない。

過去への執着

痴呆のはじまりの時期にあって、痴呆を病む人たちは未来への不安に怯《おび》えていた。しかし、現在《いま》を生き生きと過ごせるようになれば、彼らの不安は消え、妄想は消える。妄想を生み出さざるをえないこころの源がなくなるからである。

痴呆が深まり、中期になって「帰る」「行く」と言いつのり、出てゆこうとする人たちは、そのこころのありかから推しはかれるように、現在《いま》を逃れて、こころ安らかに矜持をもって生きた過去に遊出しようとしている。

このようなこころの動きが、痴呆の深まりと直接関係があるかどうかは疑わしい。確かに、彼らの記憶障害の特徴として最近の出来事についての記憶に侵襲が深く、過去の記憶は比較的保たれているから、保持されている記憶にすがろうとしているのだ、と考えることができないでもない。しかし、これではどのように彼らとかかわればよいのかが見えてこない。

痴呆が深まり、日々の暮らしの生きづらさがますます深まっている、と考えてはじめて彼らのこころが見えてくる。来たときにはわかっていたはずの場所がしばらくするともうどこなのかわからなくなる。通い慣れた道を歩いていて、ふと気がつくと、まったく見知らぬ町にいる。自分の住み慣れた家なのに、トイレに行こうとして突然どこにあるのかわからなくなり、尿を漏らしてしまう。

家族はいろいろと注意を払ってくれる。しかし、自分で何とかしようとすればするほど、失敗が重なる。やさしかった息子夫婦も、この頃は険《けわ》しい顔をしている。そういえば、いつも訪ねてきてくれていたあの人は、この頃、顔も見せてくれない。あの人、名前はなんといったっけ。どんなかかわりがあった人だったんだろう。もう思い出せない。

どんなに不安なことであろう。今・ここに生きていることさえ許されていると感じられなくなるに違いない。そのような時、私たちが試みるように、彼らもまた過去への旅に出る。だとすれば、彼らの現在《いま》が生き生きと過ごせる時間になれば、あるいはどんなに失敗しても、「大丈夫、そのままでいいんだよ」と受けいれられるのなら、過去への遊出は影を潜める。これは、痴呆のはじまりにみられる未来への不安にかかわろうとして私たちがたどったのとまったく同じ道筋である。

4　重度痴呆――今・ここに

ある風景

デイルームで数人の女性が談笑している。何の屈託もなさそうな笑顔でうなずき合い、肩を叩き合うなどして仲むつまじい。一人が指さす方を皆が見て、話はさらに盛り上がっているようだ。そっと後ろに立って何を話しているのかと聞き耳を立てる。

「今日はいい天気じゃのう」

「そうじゃそうじゃ、うちの息子はいい息子よ。頭取になりよってな」

「ほんに、今日のご飯はうまかったげな」

「そういうことよのう」

だれか一人が笑う。「あんたは笑い過ぎじゃ」といいながらみんなが笑っている。話の多くはすれ違い、ときには偶然のように交叉しながら、倦《う》むことなく続いている。幼稚園児にみられる集団独語（ピアジェ）に類する、と考えていただいてよい。このような風景は一度出逢うと決して忘れられない。しかし、経験したことのない人にこの雰囲気を伝えるのはなかなかに難しい。

彼らの多くはアルツハイマー型痴呆、それも痴呆がかなり進行した時期にあるのだが、室伏君士は彼らを「なじみの仲間」と名づけて、次のように描写している。「一つのテーブルに集まって、一日中倦《あ》きずに談笑している。話題は家の事、友人の事、着物の事などで昔の事のようであるが、話は集中されて深められてはゆかない。それぞれが勝手に自分のことを一方的にしゃべり、相手は選択性なく相槌をうって調子が合い、そばで聞いていると全くちぐはぐで、話はすれちがっているのに、一方的で合わないのに、別のことをしゃべっているのに、もっともらしくうなずきあったり、調子のあった笑いの雰囲気の中で、話しかけたり口をはさんだりして、かなり積極的な流れで進行している」。

偽会話

このようであるから、彼らが交わす会話は偽会話とよばれる。あるいは、そこにみられるのは、みせかけの交流である、といわれる。だが、それらはほんとうに「みせかけ」に過ぎず、「偽」なのであろうか。

確かに、話の意味内容という点からすれば会話は「偽会話」に過ぎず、知的な、あるいは合理的な見方からすれば交流は「みせかけ」でしかない。しかし、別の見方、つまり関係性あるいは感情の交わりという視点からは、まったく逆のとらえ方ができる。室伏自身が、「みせかけ」「偽」と述べた文章の後に次のように記述している。

「この集まりの場はあたかも井戸端会議を彷彿させるものがある(そのせいだろうか。この仲間たちの大半は女性である。引用者注)。気の合った仲間、同類感、通俗的な世間話、年よりの茶のみ友達のようなものが外見にはにじんでいる。……日常の出来事はすぐ忘れるのに、坐る椅子の位置はいつも決まっており、自分から着き間違わず……メンバーは毎日ほぼ固定して自発的にくりかえされている。時に決まった人がいないと呼びに行ったり、手を引いて助けて連れてきたりする。……きわめてよい平和的な雰囲気で、生き生きしており、これがこの老人たちのぼけの進行を、かなり防いでいるように考えられる」。

ここには痴呆という病を得た者同士でなければとうてい達成できないような、理と言葉の世界を超えた直接的な交わりがある、と私には思える。ひととひととの関係性が原初的な姿で、いっさいの虚飾を脱ぎ捨ててそこにある、とでもいったらよいだろうか。

外泊したが、夜も眠らず、行動にもまとまりがなくなり、不安な面持ちで施設に戻ってきた人が「なじみの仲間」に迎えられると、すぐにいつもの笑顔が出て、家人たちを驚かす。自宅では「盗った」と夜叉の形相で嫁にせまっていた人が、デイケアに来たとたんに、今まで見たこともないような笑顔になり、家人も初めて聞いたという昔の歌をうたい、リーダー的存在として集団を引っ張っているのを見た家人が「何か騙されてるみたい」とつぶやかれることもある。

こんなこともあった。ある人が、昼食がすんで間がないのに「ご飯を食べさせてもらってない」とスタッフに食い下がっている。ちょっと険悪な雰囲気になりかけたとき、くだんの「なじみの仲間」がやってきて、「そろそろ、始めようや」と誘いに来た。とたんに彼らの表情が和らぎ、「そうじゃなあ」と手をつないで、行ってしまう。残されたスタッフは、「負けた」という表情になっている。

ほとけの笑顔

痴呆を病む人たちのこころにケアが届けば、彼らは生き生きと暮らし始める。彼らの抱える痴呆の程度は、心理検査などによって示される結果によれば、必ずしも改善するわけではないのだが、彼らの表情は見違えるほど活気に満ちたものになる。そして、デイケアでは、何かと役割を買って出てくれ、お化粧をして迎えを待っていてくれるようになる。

こうなると、彼らとつながる人々の張りつめた緊張もほぐれてくる。そして、在宅の介護者は彼らにとってだれよりも「頼りになる人」に変わる。いつもつきまとわれるようになって、それはそれで大変、と言われる家族もあるが、それでも愚痴を言いながら、顔は半ば笑っている。かつては顔を見るのも嫌だった人なのに、今はいとおしい、という雰囲気がただよう。

ずっと以前に退職した元の職場に「行く」と言いつのり、止めようとする妻とのあいだでトラブルを繰り返しておられた方が、デイケアで落ち着かれ、その後の長い経過の後に、先日亡くなった。香典のお返しです、とご寄付をいただいたこともあって、お線香をあげにご自宅に伺った。妻は「あの人はぼけて初めて私にありがとうと言ってくれた。なんやかやあったけど、可愛い年寄りになって、よい思い出を残して逝ってくれました」と涙を流しておられたが、表情はどこかさわやかだった。

未来への不安もなく、過去への執着からも抜け出して、彼らは、今・ここを精一杯に生き始める。彼らをみていると、ほとけの笑顔に出会った思いがする。悟りの境地とさえ感じることもある。

この感覚を言葉で伝えるのは難しい。そもそも痴呆の世界は言葉を超えていると感じることが多い。だから、言葉を連ねて痴呆を語ることに、私はいつも空しさを感じ続けている。とくに、痴呆が深まった人のことを語るとき、この感じは強くなる。そこで、少しでも言葉を補うために、私の撮った彼らのポートレートを彼らとご家族の了承を得て掲載した。各章の冒頭に置いた写真がそれである。すでにかなり重度になった時のものが多く、なかには言葉さえ失った方のものもある。

ただ、彼らの笑顔は、彼らの力だけでつくりだせるものではない。多くの人々の支えがあって、はじめて生まれるものである。支えの有無、ケアのありようによって、彼らの表情は何の屈託もないほとけの笑顔にもなり、無表情に凍りつくことにもなる。

また、彼らの悟りは脆《もろ》い。ケアチームが少し変わったり、変わらないまでも、何らかの事情でチームがちょっと動揺しただけで、あるいは暮らしの状況にほんの少しの変化があっただけで、あるいはまた、こころない言葉一つで、彼らの悟りは崩れ去る。また、彼ら自身の事情も悟りを一時的なものにする。身体的不調が加わり、痴呆がさらに進行して新たな課題を抱えると、彼らは再び惑いの道を歩まねばならない。

そして、新たな課題を抱えた、倦まずたゆまずのケアが始まる。

時の重なりが理解を超える

さらに痴呆が進行して重度あるいは最重度になり、発話も失われる。しかし、それでもこころの動きを感じとれることがある。

ある痴呆を病む女性の夫が亡くなった。彼女はもはやほとんど言葉を失っており、夫の識別もできていないと思われていた。迷ったが、それでもと思い直し、夫の枕元に連れて行き、こう告げた。「ご主人、ずっとがんばってこられたのだけれど、今、だめになられました」。とたんに、彼女の顔はひきつり、「えーっ」と絞り出すように叫んだ。そばにいた私たちは、一瞬立ちつくした。

このような例は枚挙に暇《いとま》がない。ほとんどコミュニケーションの用をなさない言葉しか残っていない重度の痴呆の方が、診察がすんで部屋を出ていくときに「ありがとうございました」と頭を下げて、はっきり言い、家人やスタッフを驚かせる。少し面会が遠のいた家族に対して「あんた、顔は知っとるような気もするが、だれじゃったかなあ」といって愕然《がくぜん》とさせたりする人が、私には私服でいるときに出会ってさえ、ほとんどまちがいなく「先生」と呼びかけてくる。むろん、場面によっては社長になったり、大将になったり、兄さん(!)になったりもするのだが。

さらに重度になり、言葉がまったくなくなる。それでも、長年なじんできた方に話しかけると、不思議に笑顔やはっきりした反応が返ってくる。入浴のために抱え上げると、身体が抱かれるかたちになって、腕の中にすとんと収まる。介護技術もあるのだが、お互いになじみあっていないと技術だけではどうしようもないこともある。身体と身体とが通じ合っている、と感じる瞬間である。

さらに痴呆が進み、身体で通じ合う原初的関係性とでもいうべきものさえ失われた痴呆末期の人はどうだろう。そこでは、彼らのこころを理解することで関係をつくろうとする志に限界が訪れる。

だが、そもそも人は理解が届かなければ人と関係を結び、人を慈しむことができないわけではない。食べる、排泄する、衣服を替える、入浴する、そういった日常生活への援助を日々続ける。そこから「ただ、ともにある」という感覚が生まれる。ともに過ごしてきた時の重なりが理解を超える。

第四章　痴呆を生きる不自由

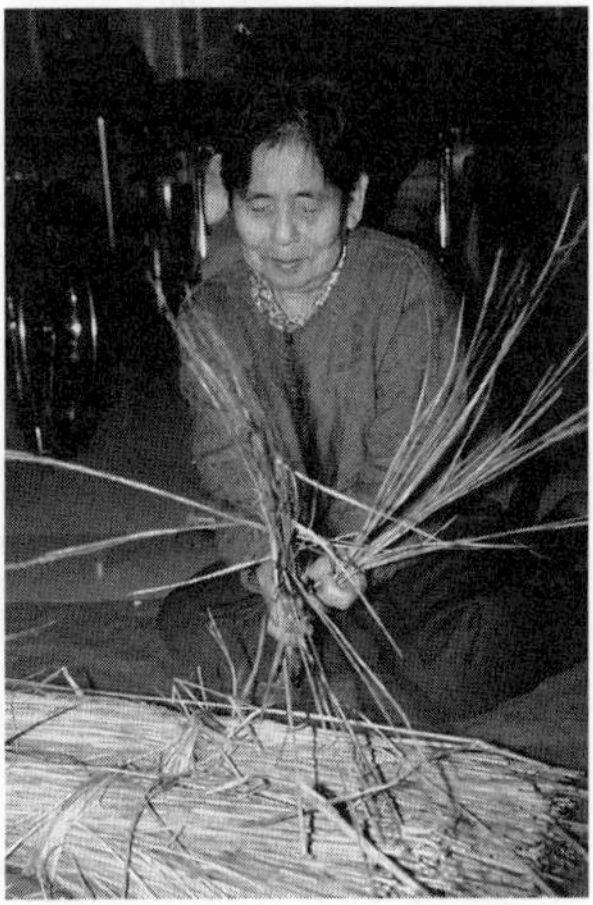

1 アルツハイマー病者の著作から

私は誰になっていくの?

私の手元にクリスティーン・ボーデンさんの『私は誰になっていくの?』という本がある(二〇〇三年一〇月刊)。世界でも数少ない、アルツハイマー病者が書いた本である。わが国では類書がない。

彼女はオーストラリアに住み、生化学で学位を取り、製薬会社の研究員から科学出版関係へ、さらに連邦科学産業研究機関の政策マネージメントに携わり、政府や経営者などのブレインとして働いてきた、きわめて知的で有能な人だったらしいが、四六歳でアルツハイマー病の診断を受け、三年後の一九九八年にこの本を出版した。

これを読むと、痴呆を病む人からみた世界がよくわかる。彼女自身も、今まで書かれた本や論文は健常者の手によるものばかりで、病を生きる者からみれば、不満な記述が多い、と書いている。

痴呆を病む人のこころの世界を理解したいと考え続けてきた私にとっても貴重な本である。そこで、痴呆を生きる不自由ということに焦点を当てて、その一部を紹介しておこう。

怯えと不安

彼女は、その人柄であり、職業柄なのだろう、驚くほど客観的にアルツハイマー病を理解していて、根本的な治療法はないこと、徐々に進行し、「一方通行の道」を歩まねばならないことに強い怯《おび》えを感じている。それは「小刻みな死」である。痴呆が深まると、何もわからなくなり、娘さえ見分けられなくなる。いつも見知らぬ場所におり、見知らぬ人、見知らぬものに囲まれることになる。「私は誰になっていくの？」という表題は、彼女の怯えを端的に表現している。

自己の核心が失われることはない、その人の崇高さは残る、と聞いて、少し安心する。私はきっとこれまでよりもっと真実の私になっていくのだろう、と自分に言い聞かせる。しかし、それでも自分がすでに徐々に変化しているとも感じている。まるで、私が少しずつ消えていき、違うだれかになっていくようだ。それでも、最後まで私は私と言えるのだろうか。

日々の暮らしは不安に満ちている。頭の中はぼんやりと霧がかかっているようだ。何か場違いなことをしでかすのではないだろうか、人の質問にうまく答えられるだろうか、パニックに陥るようなことはないだろうか、まるで絶壁に爪を立ててしがみついているような感じだ。痴呆を病んでいるとはとうてい思えない、と周囲には映り、実際、それまでの仕事を退職後、新たな職に就くことさえできている彼女も、このような不安にさいなまれているのである。

疲れやすさ

彼女はとても疲れやすくなったと感じている。疲れ知らずだった、あの私が……。でも、それはきっと何事にもひどい緊張とたいへんな努力がいるようになったためだろう、と彼女は言う。今までなら、何の努力もいらず、ごく自然にできていたことまで、できなくなっている。自動車を運転しようとして、どのペダルを踏めばよいのだろう、その前にどこにペダルがあるのだろう、そんなことさえわからなくなることがある。

ちょっとでも集中力をなくすと、すぐ混乱して何をしようとしていたのかさえ忘れてしまう。人に助けを求めればいい、と言われるが、すぐ横に親しい人がいればとにかく、そばに人がいることも、助けてもらえることも思い浮かばない。

人とうち解けて会話しているときには信じられないくらい元気で、話に集中しているように見えるらしい。でも、だれもいなくなってしまうと、どっと疲れが出て倒れこむ。そのようなときには、サービス精神を使い果たしてそっけなくなる。

彼女は激しい偏頭痛に悩まされるが、それも頭が疲れきって「もうたくさんだ」と叫んでいるようなものだ、と感じる。

「同時進行人間」解体

彼女は、自分が「同時進行人間」だったと言う。一度に一つのことを几帳面にする人を見ていると、本当にいらいらしたものだ、と回想する。しかし、今では夕食を調理しながら、洗濯機を回し、そのあいまにアイロンがけしていると、焦げる臭いがして夕食の調理中だったことをかろうじて思い出し、あわてて台所に行こうとしてアイロンもやりかけだったことに気づく。もう少しで火事になるところだった(同じようなことが、第二章で紹介した耕夫人にも起こっていた)。

このように、同時に並行してものごとを処理できなくなる。彼女はパソコンの操作にたとえて、次のように述べている。一つのことへの対応なら、一次元データバンクの中を探し回り、なんとかやり遂げられる。しかし、一度にひとつのアプリケーションしか起動できない。そのために、そのたびごとにウィンドウを開かねばならず、時間がかかってしまう。それだけでなく、物事がバラバラに砕かれているようで、立体的に把握できず、内部の結合がなくなってしまった、と感じる。

だから、(このあたりが彼女の偉いところだが)一度に一つのことだけをやるという習慣を苦労して身につける。そうしないと、混乱してすっかり取り乱してしまったり、パニックに陥ったりすることさえあるからだ。毎日の仕事は前もって決めておく。それだけではなく、ものを置く場所も決めておく。何か変わった事態が起きると、それに対応することがとても難しいからである。

騒がしい

複雑な刺激が氾濫している場所では、とても騒がしいと彼女は感じる。ショッピングセンターに行くと、流れるBGM、レジの音、話し声、子どもの泣き声……が押し寄せてきて、騒がしさのあまり自分が消えていくとさえ感じる。ときに、集団活動などをしていて「うるさい」と怒鳴る人があるのは、きっとこういうことなのだろう。彼女は、このような場所では耳栓をすることを思いつく。

私たちは、多くの刺激の中から自分に意味ある刺激だけを拾って、他を無視するということを自然にやっている。私は、当直の夜、眠りこんでいても、電話が鳴ると、三回目には受話器を取るという特技があった。しかし、ある夜更け、すごい雷が鳴って、次の日、うるさくて眠れなかったでしょう、と言われたが、まったく知らずに熟睡していて、あきれられた。このように刺激に対するスクリーニング機能は眠っていても働いているのだが、この働きが落ちていると考えられる。

また、一見逆のことのようだが、彼女は視野が狭まっていると報告している。友人が来てくれて庭の剪定《せんてい》や植木を手伝ってくれたが、その際、切った木、土の入ったバケツ、剪定ばさみ、薬剤……に目配りして、すばやく作業することができず、視野が目の前にあるテーブルだけに狭まっている、と感じる。まるで脳がうまく処理できるだけの視界に自動制御しているかのようだ、と彼女は分析する。

医学的な症状記述を超えて

何かを提案されても、ひとつひとつの言葉が意味になってつながらず、理解できないことがある。理解できても、やれないことがある。しかも、なぜできないかをうまく説明できない。提案してくれた人は、私がそうすべきだという明白な理由をあらかじめたくさん用意している。

結局、私はいやいや提案に従わされる。
こうして、善意の家族や友人によってさえも、圧迫されていると感じてしまう。急がねばならないとき、介護者によって急《せ》かされるとき、痴呆を病む人たちがひどく暴力的になるのは、よく理解できる、と彼女は言う。確かに彼女の本は、単なる症状や行動の記述、あるいは攻撃性、感情の不安定といった決めつけでは到達できない世界があることを教えてくれる。

さらに、痴呆を病む人が暮らしの場でどのような不自由を感じているのかを、従来の医学的記述とは少し異なる視点から再検討する必要性を示唆してくれている。ここからの課題としよう。

2　痴呆を抱えて暮らす困難

中核症状と痴呆を生きる不自由

第一章で、周辺症状は記憶障害や見当識障害などの中核症状を抱え、困惑し、右往左往しながらたどり着いた地点で生じる、と述べた。そして、第三章ではいくつかの周辺症状の成り立ちを追った。

しかし、彼らが中核症状を抱えて日常感じる困惑あるいは不自由とはどのようなものなのだろうか。まだ、その具体的な様相が見えていない。クリスティーンさんの本を読むことで、私たちはもう少し詳細に検討する必要に迫られた。そこで、彼女が語ってくれたことを整理し、他の事例をまじえながら、より客観的な言葉に置き換えて述べることにしよう。それはおそらく、記憶障害、見当識障害、言語障害などという知的機能の障害を羅列するだけでは到達できない課題であろうと予測される。

記憶障害の諸相

まず、記憶障害から始めよう。だが、ひとくちに記憶といっても、その意味は多様である。痴呆初期には、まずエピソード記憶、つまり日常生活の出来事についての記憶が侵される。いつどこで何をした、という記憶がまず失われるのである。耕夫人の場合もそうだった。長期記憶、つまり昔体験したことについては、比較的侵襲がおよばない。最近の出来事より昔の出来事の方が記憶に残っているという事実は、高齢者のケアにあたる者ならだれもが知っている。だが、昔の記憶といっても、そのときに情動が激しく揺り動かされた体験で、その後にも繰り返し思い出す機会があった出来事であることが多い。それだけに何度も確かめられた記憶として、しっかりとこころに蓄積されている。

しかし、何十年も前のことを鮮明に覚えているのに、五分前のことは記憶に残らない、というようなギャップはかえって家人をとまどわせ、ときには痴呆を装っているとみられて、虐待を招くことさえある。「五分前のことを覚えていないのに、私たち夫婦の、親の気に染まない三〇年前の結婚のいきさつをよく覚えていて、母は今でもチクチク嫌みを言うんです。ぼけた振りをして私たちをいたぶっているだけなんです」。そんな風に吐き捨てるように言い、殴って青あざをつけたことを隠さなかった息子もいた。

そして、最後まで残る記憶は非陳述記憶とよばれる、身体《からだ》で覚えこんだ記憶である。「昔取った杵柄《きねづか》」といったらよいだろうか。ある人は、すでに言葉を失い、激しい徘徊がみられるような重度の痴呆状態にあったが、デイルームで他の人たちが注連縄《しめなわ》をなっているのを見て、突然縄を手にすると、見事にないはじめ、だれもが驚かされ、感激した思い出がある。むろん、彼女はかつて縄をなうのが日常だった人である(本章中扉の写真は、そのときのものである)。

まとまりのない行動が大半になったある女性は、おにぎりだけは形の整った、同じ大きさの見事な三角形を握ってくれた。眼鏡《めがね》もかけず、針に糸を通す名人もおられた。家事がまったくできなくなって失敗を繰り返しておられたある女性も、畑を耕す姿だけは年季の入ったかつての姿を彷彿《ほうふつ》とさせるものだった。

記憶障害があれば痴呆か

記憶障害のない痴呆はない。だから、記憶障害はもっとも代表的な痴呆の中核症状である。だが、記憶障害があれば痴呆といえるだろうか。必ずしも、そうとはいえない。

たとえば、記憶障害があることを十分に自覚していて、毎日、五分きざみのスケジュールを立て、それをチェックしながら暮らしている人がいる。大会社の社長ならスケジュールの提示は秘書にまかせて仕事をこなす。これができれば、確かに不自由は大きいが、日常生活は案外スムースに運ぶ。このような症状は健忘症候群とよばれるが、痴呆ではない。

では、痴呆を病む人たちの記憶障害を痴呆特有の記憶障害にしているものは何だろうか。それを解き明かすために、まず痴呆にみられる記憶障害の典型的な進行の様相を示しておこう。

第一段階　電話がかかってきて「今晩寄り合いがあるから息子さんに伝えておいてほしい」という。しかし、それを伝えるのを忘れてしまう。寄り合いに出られなかった息子から「ちゃんと伝えてくれないと困るじゃないか」と言われ、「ああ、そうだった。忘れてた。ごめんね」と謝る。

第二段階　同じようなことがあって、「そういえば、そんな電話があったような気がする」と言うが、あまり気にしている様子はなく、あっけらかんと言うので、息子がちょっとムッとする。

第三段階　同じようなことがあって息子が詰問すると「そんな電話などなかった。相手が忘れたのだ。文句は先様にお言いなさい」と怒る。

第一段階は、まだ加齢に伴う生理的範囲の、つまり年をとればだれにでも起こるもの忘れで、良性健忘といわれる。第二段階になると、すでに良性健忘と痴呆にみられるもの忘れ、つまり悪性健忘との境界にある、と考えねばならない。防衛策をとることもかなり困難になる。そして、第三段階は、明らかに悪性健忘である。日常生活での不適応がはっきりしてくる。

記憶障害に対する態度

第一段階から第三段階に至る過程で生じた事態は、記憶を保持、再生できる時間が短縮したのだ、と考えられている。事実、そうである。だが、さらに重要なのは自らの記憶障害に対する態度とでもいうべきものの変化である。つまり、記憶障害の進展に加えて、自らのもの忘れに対する無関心(第二段階)、さらには否認(第三段階)が加わるのである。このような態度を、自分の障害を認知できなくなるという意味で、病態失認的態度とよぶことにしよう。

このような病態失認的態度が記憶保持、再生の時間的短縮と同時並行的に生じて初めて日常生活の不適応は明らかになる。つまり、もの忘れがあるというだけではなく、自分がもの忘れしやすくなっていること自体を認識できなくなる。こうなると、もの忘れに対する防衛策がとれなくなり、その結果生じるつまずきに自らの責任で対処することができなくなる。

防衛策をとるという意味は、私自身を例にあげていえば、常こういうことである。私は最近、徐々に忘れっぽくなっている。そのことを私はまだ自覚できているから、毎朝、パソコンのスケジュール管理ソフトを開き、その日のスケジュールを確認してから仕事に出る。また、次の日に持って行かねばならないものがあれば、玄関先の目に付きやすい場所に前の日から置いておく。それでも不安なときには車に積んでおく。

痴呆を病むと、このような防衛策がとれなくなる。それだけではなく、つまずきを指摘されても、それが自分の責任だとは認知できなくなっている彼らは、一見、けろっとしている。そのために、周囲はいらつく。彼らは「しない」のではなく「できない」のだが、このような態度はまだそれほど日常生活の崩れが大きくない時期から、あるいは痴呆という診断もまだなされていない時期からみられるから、なかなかそうは考えてもらえない。たかだか、「年のせい」

とみなされてしまう。

このような時期のもの忘れに対して「水道栓を閉め忘れないこと」とか「電話がかかってきたら必ずメモをとること」とか「煮炊きしているうちは鍋のそばを離れないこと」と書いた張り紙をしておくとよい、というような指導がなされることがある。だが、これらの手だてでうまくいくようなら、よほど痴呆が浅いか、痴呆とはいえない状態である。

忘れやすくなっていることを自覚していて、ときおり張り紙に注意を向け、自分のやらねばならない行為を思い出し、張り紙の指示に従う、というような判断を順次、正確に行い、実行することは、彼らには至難のことなのである。

ところが、クリスティーンさんは、このような障害が例外的に少ないようにみえる。病前の知的能力が格段に高かったこと、課題を対象化することを常とした職業歴、彼女の病が前頭側頭型痴呆という、やや特殊なタイプであることなどによるものであろうが(講演などでは、そのように自己紹介している)、さらに重要なことは、彼女への援助が実に適切になされていることと関係していると思われる。彼女は援助者(発病後再婚した夫が中心になっている)に全幅の信頼を寄せていて、その都度自分の希望を述べ、それに従ってなされる援助者の指示などを忠実に守っているようなのである。

このような事実は、今後の痴呆ケアに大きな示唆を与えてくれる。彼らがどのような不自由を抱えているかを熟知し、そこに身体障害者に対すると同様に、いわば認知の補装具を提供することによって、彼らの不自由はかなり乗り越えられると考えられるからである。むろん、彼らと援助者とは強い信頼で結ばれていることが前提である。

道に迷うのは見当識障害のためか

次に、見当識障害を取り上げよう。見当識《オリエンテーション》とは、今がどのような時で、自分はどのような場所に、だれといるのかを知っているというほどの意味だが、痴呆にみられる見当識障害は時間、場所、人の順番に侵される。そのなかで、場所の見当識障害について考える。

迷子になって痴呆にはじめて気づいた、という方がいる。それ以前にもの忘れがみられることが多いのだが、「年のせい」で片づけられている。しかし、家を出たまま帰れなくなり大騒ぎになると、さすがに「年のせい」とばかりは言っていられなくなる。

この道に迷うというつまずきは、場所についての見当識障害の結果である、といわれる。だが、果たしてそうだろうか。

こんな方がおられた。自宅で商売をしておられ、計算などにまちがいが多くなっていたが、それでも妻の助けを借りて、何とか大きなトラブルなく店に立ち続けていた。その彼が、あまり土地勘がない場所で友達と待ち合わせをした。ところが、友達が遅れて来たために出会えず、一晩、道に迷って、不安そうな面持ちで早朝歩いていたところを警察に保護された。心配した家人のすすめで、その日のうちに私の外来を初診された。

どうして身元がわかったのかをご家族にお尋ねすると、保護された彼が自宅の電話番号を警官に伝えたのだという。試みに自宅に電話してもらうと、ちゃんと電話できる。小銭も持っている。そして、彼が歩き回っていたと思われるあたりには、いくつもの電話ボックスがあった。もちろん、人家もあった。それなのに、彼は電話することをしなかったばかりか、人に助けを求めることもしなかった。

私も方向音痴なので、道に迷うことはある。そのようなときは、いったん出発点に戻って考え直す。それでもわからないときには、人に尋ねる。それが恥ずかしいときは、電話で道を尋ね、何とかしようとするだろう。

こうしてみると、彼を迷子にしたのはたんに見当識障害の結果と考えるだけではたりないものがある。人は、常に自分の経験していない新たな状況に直面する。なかには、考えても解決できないようなこともあるだろう。そのようなとき、人はさまざまな試行錯誤を繰り返し、時間をかけてでも解決の糸口を見つけだそうとする。そのなかには人に助けを求めるという選択肢も含まれている。

このような機能が痴呆ではうまく働いていないと考えられる。つまり、自分が危機に当面しているという漠然とした認識はあるのだが(現に彼は不安そうな面持ちで徘徊していた)、そこから抜け出す手段をさまざまに試み、徐々に自力で、あるいは人の手を借りてでも、発見することが難しいのである。認識を行為に結びつけることの困難といってもよい。クリスティーンさんも、この難しさを述べておられた。

判断することの難しさ

同じような例として、夫と旅行に行き、旅館で入浴後、自分の部屋がわからなくなってパニックに陥り、声をあげて不安げに歩き回っているところを従業員が不審に思い、夫に連絡がいって、ようやく部屋に連れ戻されたという方がおられた。

それまでの日常生活でいくらかのもの忘れには気づかれていたが、この方はまだ五〇歳代だったこともあって、痴呆とは考えられておらず、実際、大きなトラブルはなかった人であった。精査の後、アルツハイマー病と診断した。

ところが、このような人たちとは逆に、痴呆が中期になっても定まった道筋なら、かなり遠方までバスを乗り継いでまちがいなく行ける人たちがいる。たとえば、長年、妹の店を手伝いに毎日通っていた方が、痴呆を発症してかなり進行した時期まで、途中で乗り継ぐ必要のあるバスに乗って通い続けておられた。

タクシーで徘徊されていた方さえあった。彼は五〇歳代で発症し、現在六四歳のアルツハイマー病で、すでに重度に近いのだが、数か月前までは自分の車を運転して同じ道を徘徊していた。さすがに事故の危険を憂慮して妻がキーを取り上げた。今は、タクシーを使って同じ鰻屋《うなぎや》に乗りつけ、同じ鰻丼《うなどん》を頼む。そして、またタクシーをつかまえて帰宅する。これは心配した妻が後をつけて見出した光景である。ときには一日に数回これを繰り返し、出費が膨大になったこともあって私のもとを訪れた。

これらの例は、その都度の状況判断や行動の選択を必要としない日常的行為の繰り返し、あるいは定常的スケジュールの遂行なら、かなり痴呆が進行しても可能であることを示している。

何らかの契機で、一人暮らしをしておられる方がショートステイなどの利用を始められたときに、よくこれだけ深い痴呆がありながら今まで何とか暮らせてきたものだ、と驚かされることが少なくないが、これも同じ理由によるものであろう。彼らの多くは穏やかで、行動範囲が狭く、対人接触もなじみの人たちに限られた生活を送っておられる人たちである。ところが、定常化された日常的プログラムが崩れると、とたんにつまずきが生じることがある。たとえば、先にあげたバスを乗り継いで通っておられた方は、バス停が何らかの理由で少しでも場所が変わったり、いつも歩く道が道路工事で通れず、迂回《うかい》する必要が出てきたりするととたんに迷子になってしまうのである。

クリスティーンさんは暮らしを定常化する努力をしておられ、そのことがかなり生活を安定させているようである。加えて、夫を中心とした援助者が常に行うべきプログラムを事前に提示し続けるという役割を担っているらしい。

実行機能の障害

痴呆の定義として実行機能の障害があげられることがある。実行機能とは、計画を立てる、組織化する、順序立てる、抽象化することである。

第二章で紹介した耕夫人の場合、痴呆のはじまりは料理ができなくなることであった。料理にはこの実行機能が求められる。たとえば、肉じゃがをつくるとする。作ろうとする量に応じて、ジャガイモ、タマネギ、しらたき、肉、それぞれの分量を用意する。前もって点検し、ない素材があれば、買物に行かねばならない。

まず、下ごしらえをする。できあがった肉じゃがのイメージに沿って、素材を適当な大きさに切る。鍋に油を入れ、肉を炒める。ある程度火が通ったことを確認して、しらたき、ジャガイモ、タマネギを順にいため合わせる。そして、水をひたひたに注ぎ、しばらく煮て後、砂糖を入れる。ある程度ジャガイモが柔らかくなったら、そこまでの行程を覚えておいて、みりんを加え、さらにしばらく煮立てる。そして、味を見ながら醤油を加える。煮くずれしないうちに火を止める。

こうしてみると、料理には記憶力はもちろん必要なのだが、それ以上に、計画を立て、手順を追い、工程ごとに目標に向けてうまくことが進んでいるかどうかのフィードバックをかけるという、かなり複雑な作業と目配りを要求されていることがわかる(クリスティーンさんの、庭での作業も同様の複雑さを必要としたのであろう。このような目配りがうまくいかなかったために「視野が狭くなった」と感じたのだと思われる)。

彼らは一つ一つの下ごしらえだけなら見事にやってのける。お好み焼きをつくろうということになってキャベツを刻んでいただいたら、かなり重度の痴呆の方でさえ見事な作業ぶりだった。しかし、はじめから料理をまかせると、うまくいかない。耕夫人のように、料理がどことなくいつもと違うと感じるところからはじまり、まったく食することができないものになってしまうまで、さまざまな失敗が繰り返される。

料理の話題からは外れるのだが、こんな方がおられた。五六歳の男性で、アルツハイマー病のごく初期。まだ会社勤めができていた。彼は器用な人で、襖《ふすま》の張り替えをいつも自分でしていた。ところが、一枚の襖を上下張りまちがえ、絵の上下の通りに敷居にはめこもうとしたができない。金槌《かなづち》をもってこさせ、強引に敷居に叩きこもうとしているところを妻に止められた。

失敗したとき、つまり作業が計画から外れてしまったとき、彼らは漠然とうまくいっていないことは認知する。しかし、そこから冷静に判断し、つまり状況からいったん離れて状況全体を把握し、誤った道筋から元の地点に戻る方策を発見することが難しいのである。まちがいを正すことの困難といってもよい。フィードバックをかけるというのはこのような作業であるが、これが彼らには至難のことなのである。

「わたし」が壊れる

痴呆の記憶障害を痴呆独特のつまずきに転化するのは、記憶障害に特異なパターンがあるというより、彼らの記憶障害に対する態度にある、と述べた。つまり、自分がもの忘れしやすくなっていること自体を認識できなくなって防衛策がとれなくなり、その結果生じるつまずきに対処することができなくなるのである。

また、道に迷うのは、見当識障害の結果と考えるより、自らが陥った危機から試行錯誤の末にさまざまな手段を発見して脱出することの困難のためである、と考えられた。

さらに、実行機能の障害にみられるように、指示されれば一つ一つの作業は十分にできるのだが、計画を立て、その計画に沿って作業し、今の自分はその計画のどのあたりに立っているのかを常にフィードバックしながら目標に近づくことが難しいのである。

つまり、痴呆を抱える不自由を大胆に単純化してしまうと、自らの責任でことを処理することの困難であり、状況のなかでの自分の位置を認知し、その認知を行為に結びつけることとの困難である。記憶障害、見当識障害、言葉や数の障害などの知能を構成する道具自体にも障害が起きるのだが、むしろこれらの道具を駆使して生活のさまざまな場面に対応してきた「知能のスーパーバイザー」あるいは知的主体とでもいうべき機能が衰え、さまざまなつまずきが生じる。オーケストラにたとえれば、各パートの奏者も問題を抱えているが、それよりもコンダクターが奏者をまとめきれず、うまく曲を奏でてくれないところに最大の問題がある、ということになるだろうか。

単にこれまでできていたことができなくなったと感じるだけではなく、「わたし」が壊れていく、と感じられるのは、このためである。クリスティーンさんの本は、このような壊れが感覚レベルの、刺激の統合、選別機能にまで及んでいることを示している。

認知の障害、情動反応性の保持

しかし、ここで誤解のないように急いで付け加えておかねばならないことがある。それはこれらの障害はあくまで認知のレベルにおける障害である、ということである。壊れる「わたし」は知的主体としての「わたし」であって、情動を司る「わたし」という面から見ると、また別の見方ができる。

たとえば、記憶障害の結果生じたつまずきに対して彼らは一見、恬淡《てんたん》としており、それがかえって家族の反発を招く。ときには、意識的に自分の失敗を棚上げしている、と誤解されることさえある。

しかし、彼らは日常生活上生じる個々のつまずきのエピソードに対して病態失認的態度をとるにもかかわらず、「わたし」が壊れていくことに対するある種の感覚はまちがいなく存在し、それがさまざまな反応を生む。つまり、情動的な反応を司る「わたし」に大きな壊れはみられない。

　抑うつ状態で初診、痴呆初期と診断した人は「暗い穴に引きずりこまれる」と言い、ある人は「自分が消えていく」と叫ぶように訴えた。別の一人は、より端的に暗い声で「ぼけていく」とつぶやく。大半の人は言葉には出さない。しかし、ときには痴呆発症に先だって、つまり周囲にまだ痴呆とは気づかれていないような初期段階で、彼らは自らのゆくすえを予知しているかのように、不安げな表情で身体的不調を執拗に訴えたり、まとまりのない言動が目立ったりする。気分としては、正しく、予知的に事態に反応しているのである。

　このように、自分が引き起こしたつまずきに自己の責任で対処することの困難という認知レベルの障害と、自分が遭遇している事態を危機と感じ取り、さらには適切に対処できないことに不安や焦燥を抱くという情動反応性の保持とのあいだにズレが存在する。このようなズレは、痴呆の初期からみられ、かなり末期まで持続する。このズレこそが彼らを瀬戸際に追いこみ、周辺症状を生む源になる。

　もし、彼らに病態失認的態度がなければ、彼らは日常生活で生じたつまずきを自らの責任において対応しようとしたことだろう。その結果、そのあまりの難しさにうつ状態に陥ったとしても、である。またもし、彼らが認知の障害と平行して情動反応性をも失っていくのなら、彼らはその人間くささのいくばくかを失ったかもしれないが、窮地に陥ることはなかったのかもしれない。だが、彼らはそのどちらでもなかったのである。

うたこ
だんだん
ばかになる
どうかたすけて
起きぬけ
母はそう言って私にすがりつく
だれが
この病を
老年痴呆と名づけたのだろうか
かつて私は
こんなに賢いさけびをきいたことがない
私は

母のまねしてすがりつく

（池下和彦『母の詩集』より）

3　妄想の成り立ち

なぜ妄想なのか

ここまで、クリスティーンさんの本に触発されて、痴呆を生きる不自由について考えてきた。しかし、このような検討にはもう一つの目的があった。それは、第三章でもの盗られ妄想と嫉妬妄想という痴呆に随伴する妄想の成り立ちについて、やや詳しく述べたが、これだけでは、なぜもの盗られ、あるいは嫉妬というテーマが選ばれたのかという道筋は読めたとしても、なぜ彼らが妄想というかたちで自分のこころを表現できたのか、という疑問が残る。この疑問に対する解答を、ここまでの検討を通して示したいのである。

新たな生き方への強制

人は、どのような状況で、どのように行動するかという独自の行動原理をもっている。人それぞれに特有の生き方がある、といってもよい。老いを迎える頃には、多くの人たちがそれぞれの現在《いま》をなんとかうまく生きる原理を身につけている。

人間以外の動物なら、それらはほぼ種に共通する原理になっていて、ある一定の状況が与えられると、ほぼ同様の行動結果に至る。しかし、人はそれぞれが独自性を有している。つまり、「わたし」という装置ができあがっていて、ある共通する状況のなかに置かれても、その装置を通してしか行動や反応をつくりだすことができないから、人それぞれという結果を生む。それが人間の自由度を大きくしていると考えられるが、それだけに困難な課題を抱えてしまっている、ということもできる。

さて、この行動原理あるいは生き方は、現在《いま》を生きぬくしくみであると同時に、未来に起こりうる事態に適合できるようなものにもなっているはずである。むろん、過去に想定した未来の世界とその想定が現実になった世界とは常に微妙なズレを生じ続けるものであるから、その都度微調整しながら人は生きている。かつて書いたシナリオをその都度書き直しながら人は自分の人生を演じている、といってもよい。

ところが、ときにこの想定した世界と現実とのズレが極めて大きくなるような事態が生じる。そのような場合は、もはや微調整ではことはすまなくなり、新たな生き方あるいは行動原理をつくり出さねばならなくなる。シナリオをまったく書き直せ、と命令された作家のように、である。

しかし、それまでの生き方に長年慣れ親しんできた者にとって、この改変は容易なことではない。現実は新たな生き方を強制している。だが、それが発見できない。このようなとき、人は危機に陥り、転機を迎える。

そこではどのような事態が起きているのだろうか。長年、彼らに安定をもたらしてきた生き方にしがみつくことによって生じるさまざまな不都合と、新たな生き方を求めるあがきにも似た試行錯誤、この両者が混じり合ってみられるに違いない。妄想はこのような過渡において生成される。

破局

痴呆を生きる彼らは、さまざまなズレを抱えている。そのことについてはすでに述べてきた。病態失認的態度と情動反応性の保持とのズレ、危機に陥っているという漠然とした認識はあるのに、それを窮地脱出の行為に結びつけることができないというズレ、それだけでなく、痴呆を病む人たちと彼らとかかわる家族らとのあいだにもズレがある。彼らは「やらない」のではなく「やれない」のだが、周囲はそう考えない。期待と現実とのズレがときには絶望的なまでのすれちがいを生む。

　このように、こころの世界で生じているズレと、周囲と彼らとのあいだに生ずるズレとがあいまって、彼らを瀬戸際に立たせる。このような抜き差しならない状況に置かれているという漠然とした気分、あるいは「わたし」が壊れていくという予感から来る不安に決定的な破局《カタストローフ》をもたらすものが生活上の出来事（ライフ・イベント）である（その具体的記述は第三章を参照）。

　ついに破局に至った彼らはすでに完全に行動の自由を奪われ、現実への対処能力は極端に低下する。もの盗られ妄想の典型例としてあげた医師の内妻は、夫の死の瞬間からパニックに陥る。そして、食べることも眠ることもできなくなる。彼女は、今、依存せざるをえない現実に当面している。

　ところが、彼女の人柄にとって、それは受けいれがたいことである。彼女は波瀾万丈の人生を自分の力で乗り切ってきた人であり、エネルギーに満ちあふれ、年より若いと言われ続け、自らを老人とは考えてこなかった人である。だから、他者に頼らねば生きてゆけないというような場面は、彼女のシナリオには書きこまれていなかった。

　すがりつきたい思いと、それを拒絶する思いとが激しく交錯する。しかし、このようにまったく相反する二つのこころに折り合いをつけるなどということができるだろうか。難しい。彼女はいわば不可能な解決を強いられているのである。

しかし一方で、両極にあるこの二つのこころを統合しなければ、彼女は「わたし」が「わたし」であることさえ困難になるという事態に置かれている。それほどまでに彼女がこれまでの生き方のなかで想定してきた現在《いま》と現実のものとなった現在《いま》とは異なっていて、彼女のこれまでの行動原理はまったく有効性を発揮できなくなっているからである。彼女が困惑状態に陥り、行動の自由さえ奪われていたのはそのためである。

妄想の発見

彼らは危機に陥り、転機を迎えている。「わたし」のゆらぎは不安定状態を通り越して、新たな生き方へと彼らを駆り立てる。ところが、痴呆を生きる者にはまったく新しい状況に遭遇し、これまでの行動原理では対応が困難なときに、柔軟な方法で目標達成に向けた新しい行動計画を作成し実行する力は残されていない。とすれば、過去の生き方あるいはシナリオをいくらか手直しして用いる以外に方法はない。このようなあがきにも似た苦闘の結果、獲得されるのが妄想に他ならない。

かつて、ゲープザッテルという精神病理学者が妄想を論じ、「不可能な現実への強制が可能な非現実によって置換される」と喝破《かっぱ》したが、まさに彼のいうような力動が痴呆の妄想でもみられたのである。もの盗られ妄想を抱く人たちを例にとって述べよう。

彼らは、依存したいという思い(喪失感)とそれを拒絶するこころ(攻撃性)という、現実には解決不可能な、相反する二つの思いに引き裂かれている。ところが、もの盗られ妄想という「非現実」のかたちでなら、この二つのこころを見事に、しかも同時に表現できる。「そんなふうにしないで、もっとやさしくして」というすがりつく思いと、「なんということをするのだ。許せん」という攻撃のこころとを、この妄想主題にはこめることができるからである。その意味で、もの盗られ妄想は精神病理現象であると同時に、新たな生き方の発見でもある。

もの盗られ妄想という結節点を発見した彼らは、新たな行動原理を手にする。この新たな生き方は、現実を生きぬく方策としてうまくいくようなものとはとうていいえず、それどころか生活世界の中にさらに大きなゆらぎをもたらし、彼ら自身を窮地に追いこむことになる「非現実的解決」であるとはいえ、少なくとも一時期の混乱と行動の自由喪失から彼らを救い出してくれる。先の事例でも、もの盗られ妄想の発見以後、少なくともパニックと混乱は彼女から消え、ある意味では現実と切り結ぶ、目的の明確な行動がみられるようになる。

救助信号としてのもの盗られ妄想

人間だれしも、ある事態を自分の責任として背負いこむことはなかなかに勇気がいることである。まして、自分だけがいつも責任を負わされ、非難されていると感じている人にとって、これは不可能なことといってもよい。

彼らとて例外ではない。つまずきに当面したとき、彼らもまた「自分が悪いのではない。悪いのは周囲だ」と思いたいであろう。こう思うことで自分が担わねばならない負荷が軽減されるからである。いうまでもなく、これは無意識の領域で起きるこころの動きである。

もの盗られ妄想は、そして嫉妬妄想もまた、その基盤にこのような心理機制があると思われる。自分はむしろ被害者なのだ。そう思うことで、彼らは抑うつと混乱から立ち直り、行動の自由喪失から脱却して、加害者に立ち向かっていく。

だが、それでも被害者から加害者への反撃という構図は失っておらず、その意味において救助信号にもなっている。夜叉の面持ちで、どんなに激しく妄想対象に攻撃を向けているときであっても、彼らは寂寥と拠りどころのない不安にさいなまれている。「お願い、助けて。そばにいて」彼らの心底からの叫びは、こう聞こえる。

妄想を可能にしたもの

これがもの盗られ妄想がもつ意味である。つまり、彼らは妄想を発見する以外に「わたし」を保つことができなかったのである。しかし、これだけで妄想というかたちの発見が可能になった構造が解き明かされたわけではない。それはこころの動きを探る道筋とは別の視点から考える必要がある。

痴呆を病む人についていえば、妄想というかたちを可能にしたのは、彼らを追いつめ、つまずきを増大させた痴呆の不自由である。なかでも、事態を自己の責任ととらえることの困難が、ここでは妄想というかたちの発見を可能にした主な導因である。

たとえば、自分が大切にしていたものがなくなったとする。客観的にみれば、だれかが盗っていったのかもしれないが、自分が置き忘れた可能性もある。あるいは、たまたま何かに紛れて移動してしまっただけなのかもしれない。ひょっとすると、すでにずっと前からなくなっていたのかもしれない。だが、このようないくつかの可能性を思い描き、検討する能力は彼らに残されていない。

あるいは、これらの可能性がこころに浮かんだとしても、それらを現実的に検証することはできないのだから、彼らにとって等価である。しかも、事態を自己の責任において処理する能力はすでに失われている。とすれば、責任は他に投影され、結果的に妄想という構造を獲得するのは必然である。すでに述べたように、その方が自分が担わねばならない負荷が軽減されるからである。

妄想が形成されると、妄想に基づいて攻撃が妄想対象に向けられる。彼らは自己の置かれた状況を漠然と感じとってはいる。しかし、自分の位置を吟味し、判断して行動を決定することはもはやできない。そのために、身近な介護者に対して攻撃性を向けることは事態をさらに紛糾させ、自分がかえって追いこまれることになるだろうと考え、そのような行為は控えるという分別もまた彼らから奪われている。

激しい攻撃を生むエネルギーの高さは彼らの生き方を支えた本質でもある。かくして、妄想は容易に攻撃的言動に結びつく。さらに、新たに生じた生活世界のゆらぎが彼らの言動を強化し、悪循環をひき起こしてしまう。なぜなら、もの盗られ妄想は依存すべき対象をかえって遠ざけてしまい、彼らの窮地をますます拡大させる。かくして妄想はいわば現実になる。そして、現実が妄想を強化し、悪循環は果てしなくなる。

第五章　痴呆のケア

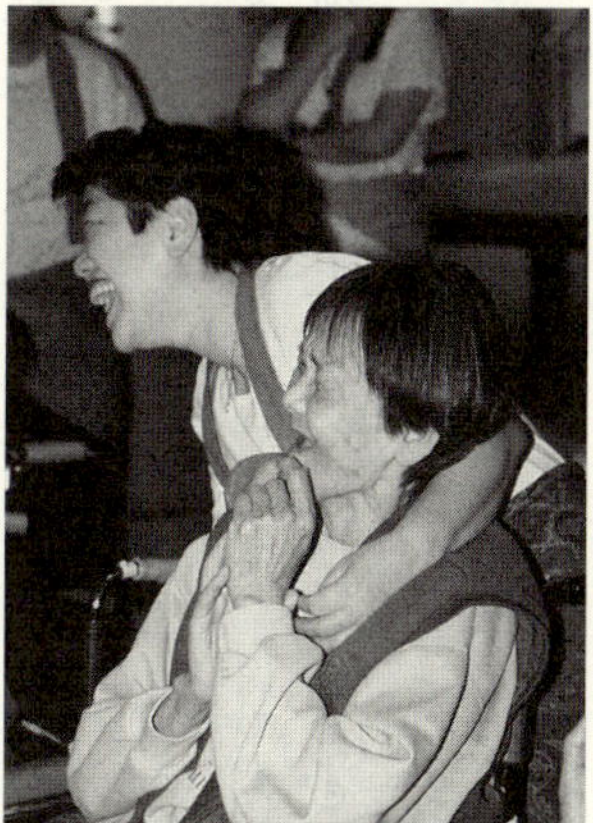

1　前提と基本視点

治療とケア

痴呆を病む人たちに医学が果たすべき課題は多い。まず、診断。それも痴呆があるという判定だけではなく、痴呆症状の基礎にある疾患を見いだし、それが治療可能な痴呆であれば、医学的処置を行う。CTなどによる脳萎縮の進行のチェック。彼らの多くは合併症を抱えているから、その診断と治療など。

しかし、医学が彼らになし得ることには限界がある。たとえば、アルツハイマー病の中核症状に対する薬物療法は端緒についたばかりで、その効果は一部の人たちの痴呆の進行をすこし遅らせることができる、という程度である。

また、痴呆を病む人たちへの医学的対応だけでは、彼らの暮らしの不自由を支えることはできない。そこにはケアが届けられねばならない。そこで、本章では痴呆のケアに絞って述べることにする。

こころ・からだ・生活世界の透過性が高い

痴呆のケアという課題は、広く、深い。それを伝えるためには、さらに一冊の本を用意したくなる。しかし、ここまで述べてきたことはすべて痴呆ケアの現場から発想されたものなので、どこかで必ず痴呆ケアの方法やワザとむすびついているはずである。そこで、本章では痴呆ケアのおおまかな見取り図を示すことにしたい。ただ、それに先だって述べておきたいことがある。それは、彼らのこころとからだ、そして生活世界を隔てる壁が低いということである。

　老いゆく人たち、とくに痴呆を病む人たちは、こころ・からだ・生活世界それぞれにゆらぎをもたらす出来事が生じやすい。それらが彼らに危機をもたらす。だが、彼らの抱える困難はそれだけではない。むしろ、こころ・からだ・生活世界それぞれの透過性が高い、といったらよいだろうか。つまり、それぞれの領域に生じた波紋が他の領域に容易に広がるのである。

　人はだれでもがそうだ、といわれるかもしれない。確かに、こころ・からだ・生活世界は別々のことではない。むしろ、それらを通底するところにある「わたし」を、私は生きている、ということができる。

　それでも、若い頃なら「からだはきついが、気持ちで乗り切ろう！」と考えることができた。

気持ちはめげているが、身体だけは動く、ということもあるだろう。嫌な上司にめぐりあってしまったが、自分のやるべきことだけはやろう、と気持ちを切り替えることもできた。だが、老いると、とくに痴呆という病を得ると、そうはいかなくなる。

こころのゆれが容易に身体的な不調を招く。たとえば、不安が不眠を生み、不眠がふらつきをもたらし、その結果、転倒して骨折さえ招く。あるいは、抑うつやこころのゆれが強いと、風邪を引きやすくなり、風邪は肺炎に移行しやすくなる。抑うつ的になって水を飲むのもおっくうになったあげくに脱水を来たし、その結果、脳梗塞を起こしてしまうことさえある。

逆に、身体的不調が大きなこころのゆらぎをもたらす。身体の具合がちょっと悪いと気持ちまでめげてしまう。しかも、老いの身体的不調は元に戻りにくいばかりか、悪くなる一方、ということも珍しくない。世の評論家は、気持ちさえ元気なら老いることはないなどと言うが、これは老いるということの厳しさに無頓着な人の言い分である。否応なく身体に絡めとられ、生き方が制限されるきびしさが徐々に増していくのが老いの常である。それをこころの持ちようひとつで乗り越えろ、と言うような傲慢さを私は持ち合わせていない。

また、生活世界のちょっとした変化が彼らの心身に大きな変化をもたらす。久しぶりに孫たちが来て、大はしゃぎした後で疲れ果て、あるいは淋しさがこみ上げてきて寝ついてしまう、などということがある。同居している家族に波風が立つようなことが起きると、まず彼らにしわ寄せが来る。同じように、ケアスタッフ間がちょっとぎくしゃくし出すと、それはてきめんに利用者に跳ね返る。逆に、グループ・ホームに移ったとたんに、それまでの大規模施設では激しかった行動障害が嘘のように消失するということもまれではない。

高齢者が病を得、こころがゆらぎ、行動に変化がくると、その家族全体が揺れる。とくに直接、在宅で介護にあたる者は、二四時間、こころも身体も安まることがないなどということも少なくない。

要するに、こころの世界で生じたことがからだに激しい影響を及ぼし、からだの差し障りがこころの変調を招く。生活世界で生じた変化が個のこころとからだに直截《ちょくさい》な変化をもたらし、逆に、痴呆を病む人がその生活世界全体に大きなゆらぎをもたらす。このように考えると、痴呆を病む人たちのゆらぎは、こころ・からだ・生活世界のいずれかの領域にみられるのではなく、それらすべてを包含する生き方に及ぶ、と考えねばならない。

もし、こころの世界で生じたことをこころの世界だけでとどめ置くことができれば、またからだの差し障りがからだのレベルだけで対応可能ならば、あるいは生活世界の変化に対して自らのゆらぎを最低限にするような防壁がいくらかでも厚く、緩衝《かんしょう》することができるならば、老年期のゆらぎはこれほど大きなものにならずにすむであろう。

しかし、現実はこころ・からだ・生活世界のいずれかに生じたほんの小さなゆらぎが相互に原因となり結果ともなって、こころ・からだ・生活世界総体を巻きこむ大きなゆらぎを結果するのである。

喪の仕事

こんな方がおられた。

八五歳の女性。夫の自営業を手伝って生活してきた。夫が痴呆になり、その介護にあたるようになった三年前から「隣の人が家に入りこんできていろいろのものを盗んでいく」「天井に人がいる」「感電死させようとしている人がいる」などと言い、警察に訴えたりするようになった。結局、夫の痴呆が進行し、介護ができなくなったこともあって、私たちの施設に夫婦で入所することになった。本人にもごく軽いが痴呆がみられた。

入所当初は一日中夫のそばを離れず夫の面倒をみていたが、徐々に夫との距離ができて、夫の介護はケアスタッフにまかせるようになった。そして、肺炎を繰り返していた夫が入所八か月後に死亡。九四歳だった。臨終にも立ち会ったが、「もう年だから」と淡々としており、葬儀なども気丈に済ませた。

ところが、しだいに元気がなくなり、四十九日の法要を終えた頃から「死にたい」と言い出し、徐々に話のまとまりを欠くようになって、断片的に妄想的な表現もするが、ほとんど応答もなくベッド周囲のものを無目的にいじり続け、着脱衣・入浴に介助を要し、失禁もみられるようになった。つまり、妄想状態とも、せん妄とも痴呆の進行とも判別しがたい状態を呈した。しかし、六週間ほどでほぼ元に復し、笑顔も出るようになった。

このような例は、高齢者の治療にあたっていると枚挙に暇がない。そもそも人生は老年期に限らず、常に経験したことのない課題を次々と乗り越えねばならない困難の連続なのかもしれない。事実、喪失という事態は、そして果たさねばならない「喪の仕事」(フロイト)は、どの年代にもある。しかし、老年期に特異な問題は、最も適応する力が衰えた時期に、最も厳しい適応が要求されるところにある。

しかも、その課題はこころ・からだ・生活世界のどの領域にも生じ、相互にからみあい、相乗しあって、ますます困難な課題となり、老いゆく者、痴呆を生きる者にせまるのである。

目配りの広さ

ここまで述べてきたことを踏まえると、痴呆ケアにおいては、こころ・からだ・生活世界すべてへの目配りが大切であることがわかる。

この本では、どちらかと言えば、こころのありかを訪ねることに重点を置いてきた。しかし、ケアの現場ではからだへのこころ配りは欠かせない。それは単に医師が診察や検査などで身体疾患を見逃さないというだけではなく、痴呆を病む人が何となくいつもと違う、という雰囲気をつかめるようでなければならない。「からだの表情を読む」と私は言い習わしてきた。母親が理屈ではなく赤ちゃんの具合の悪さを感知する、あのワザである。

朝の申し送りで「今日のKさんは、何となく元気がない。食事は全部食べられたが、いつもの食べっぷりとはちょっと違う。それに少し生気がないような気がする。注意してみておいてください」と夜勤者が伝える。昼になって熱が出てきたりする。あるいは、無熱性肺炎(高齢者でときにみられる、発熱のない肺炎。見逃されることが多く、見逃すと命にかかわるような結果を招きかねない)や小さな脳梗塞、硬膜下血腫であったりする。

また、暮らしぶりが見えていなければならない。在宅で介護する人の心身へのこころ配りを含めて、である。介護者のこころやからだはぼろぼろ、でも痴呆を病む方は元気などということは、まずない。

ケアはどこまで届くか

痴呆を病む人のこころ・からだ・生活世界を隔てる壁が低いということから、痴呆のケアには目配りの広さが要求されるという課題にまで行き着いた。では、このような課題が達成されたとして、ケアはどこまで届くのであろうか。

中核症状、周辺症状の成り立ちを考えると、ケアで脳の障害は改善できないから、脳障害の直接的なあらわれである中核症状にケアは届かないが、周辺症状は暮らしのなかで生まれた症状であるから、暮らしのなかで、あるいはケアによって治るはずである、ということができる。

「痴呆は治りませんね」と質問されることがある。しかし、質問する人の痴呆という言葉には中核症状も周辺症状も区別されずに含まれていることが多い。「もの忘れを治すことは難しいでしょうが、「盗られた」と言いつのる行動は必ず治ります」「見当識障害は治らないかもしれませんが、徘徊に対してまったくケアが届かないわけではありません」というように分けてお話しするだけで、かなり安心されるご家族も多い。

ただ、中核症状にケアがまったく届かないというわけではない。中核症状は脳障害の直接的なあらわれであり、現在の医学では脳障害自体を改善する方法が見つかっていない以上、根本的な治療は不可能である。

しかし、中核症状には廃用症候群と考えられる部分がかなり含まれている。廃用症候群とは、使わない筋肉が萎縮するのと同じで、生活の中で使用しない機能が本来なら低下するはずのないレベルにまで落ちこんでしまうことをいう。この廃用症候群が、痴呆では認知の領域や感情の領域に起こっていて、本来の病気のために生じる障害より深く知的機能が減退し、感情の反応が鈍っている。

これらの機能は、再び活発に使用されるような状況に置かれると改善する。一人暮らしで、隣人らとのつきあいもなく、家に閉じこもって生活してこられた方が、デイケアなどを利用されるようになって数週間で、以前には言えなかった自分の年齢や生年月日が正確に言えるようになり、表情も豊かになることが少なくない。身体の切れがよくなり、活発に動けるようになって、生活習慣も戻ってくる。その変化はときに奇跡のようで、ほれぼれするほどである。

痴呆を病む人の置かれた現実を考えれば、だれもがこの廃用症候群を抱えている、ということができる。彼らの大半は、大きな不安なく自分の思いを行動に移せるような暮らしを生きてはいないからである。ここにケアを届かさねばならないし、事実、届く。

痴呆ケアの基本視点

痴呆ケアにあたって、私がこころがけてきたことをまとめると次の二点である。

まず、病を病として正確に見定めることである。そのためには、痴呆という障害のありようを明らかにし、暮らしのなかで彼らが抱えている不自由を知らねばならない。そして、できないことは要求せず、できるはずのことを奪わない、というかかわりが必要になる。これは客観的、医学的、ケア学的に理に適《かな》ったケアを届けるという課題である。

しかし、痴呆ケアは、これだけでは足りない。痴呆を生きる一人ひとりのこころに寄り添うような、また一人ひとりの人生が透けて見えるようなかかわりが求められる。そのために、現在の暮らしぶりを知り、彼らが生きてきた軌跡を折りにふれて語っていただけるようなかかわりをつくりたいと考えてきた。

この二つの視点を統合することが、痴呆ケアの基本である。前者の視点にかたよるとこころないケアになる。後者の視点にかたよると、思いこみだけのケアに陥り、ときには身体の重大な変化を見落とすようなミスを犯す。

2　周辺症状のケア――もの盗られ妄想を例に

ケアが要請されるとき

ここからは、痴呆のケア、とくに周辺症状に対するケアの実際を具体的に示すために、初期痴呆にみられるもの盗られ妄想に代表させて、そのケアについて述べたい。まず、どのようなときにケアが要請されるのだろうか。

もの盗られ妄想は、危機に陥った彼らが、駆り立てられるように行き着いた新たな生き方である。そう考えた。ところが、この新たな生き方はさらに大きなゆらぎを彼らに、そして彼らの生活世界にもたらすことになる。周囲との軋轢《あつれき》、生活世界における彼らの孤立は決定的なものになる。

とくにもの盗られ妄想がもっとも身近な介護者への攻撃的言動を伴うとき、生活世界におけるゆらぎは極限に達する。もはや、「年のせい」とばかりはいっていられない。ケアが求められるのは、このときである。

ストーリーを読む

もの盗られ妄想は単なる痴呆の症状ではない。追いつめられた彼らの必死の表現であり、生き方の選択である。このことを理解するためには、妄想にたどり着くまでのストーリーを読みとらねばならない。

この「ストーリーを読む」という言葉は、精神分析の碩学《せきがく》土居健郎《たけお》のものだが、彼はその意味を次のように述べている。「何かある人物や事柄について時間的経過を追ってまとまった話をするということ」であり、面接者は「患者の話を、あたかもストーリーを読むごとく、聞かねばならぬ」。患者は順序だてて話してくれるわけではなく、時間的前後関係もおかまいなしに話すから、面接者はそれらの「聞いたことを時間の中に配列し直して、それをストーリーとして」組み立てなければならない。また、患者は日常生活のなかでは容易に口にしない個人的秘密までも話してくれる。そうなると、「患者が作中人物のようになり、そしてストーリーを読むように患者の話に耳を傾ける面接者はあたかも小説の読者のようになる」。

私もまた、もの盗られ妄想に至る「ストーリー」を読むことによって、彼らを理解する道をつけ、そうすることで彼らのこころに添うケアをつくり出したい、と考えてきた。たとえば、「面倒見はいいが面倒見られが悪い」「お山の大将をしてきて、今もその位置にとどまっていないと気がすまない」「寄る辺ない気持ちにさいなまれているのだが、かといって身をまかせることも潔しとしない」などという彼らの人柄に関する描写は、「ストーリー」を読もうとして、介護者や家族らと話し合っているうちに自然に出てきたもので、彼らを以前から知る人たちに大きくうなずいていただけた言葉のいくつかである。

もの盗られ妄想を抱く人たちは、少し打ち解けてくれると、聞いてくれる人を待っていたかのように、自らの来し方や現在の暮らしのありようを、せきを切ったように語り出す。その中には家人すら知らなかった若い頃の出来事が思いがけず語られることもあって、付き添ってきた家族も、それまでの殺気だった雰囲気がふっととけたりする。こうして、彼らのこころの風景は少しずつ見えてくる。

急がず時間をかけて、繰り返し繰り返し語られる彼らの言葉を、こころをこめて聴く。あまり誘導したり、時間的順序を正したりはせずに、聴く。多くは、自らの意思ではなく私たちの前に連れてこられた彼らは、このような作業を通じてようやく物語る主体となる。彼らは長い人生を歩んできて、「今・ここ」にいる。そして、ようやく彼らは存在感をもちはじめる。このような過程を通じて、彼らは矜持をもって生きてきた過去を生き直すのである。

彼らの断片的な物語を、家人らの情報ともあわせて、ストーリーとして読むことができるようになると、痴呆の症状とみえていたものが、その人らしい表現とみえてくる。夜叉の面持ちをもつ彼らは、今や寂寥と寄る辺なさに追いつめられて、目の前にいる。

ストーリーの真偽

このようにして発見されたストーリーは真実の物語なのか、という疑問をもたれる方もあるだろう。しかし、私たちは正確な伝記を書くための資料を集めているわけではない。私たちは痴呆を病む人のこころに添うための見取り図を手にしたいだけなのである。だから、ストーリーの真偽を問うよりも、ストーリーを作りあげる共同作業に意味がある。そして、そのストーリーによってやさしさが生み出されるかどうかが鍵である、と考えてきた。

もの盗られ妄想を抱く人、介護にあたる家族、そして彼らとかかわりをもつ方々とともに物語を紡ぎ出す。この過程でお互いの思いは現在と過去とを往還し、ときにすれ違い、ときに交差し、ぶつかり合う。そして、百人百様の、一つ一つが特有の彩《いろど》りをもったストーリーができあがる。できあがったストーリーもさることながら、この共同作業自体がお互いのこころを通じ合わせ、それまでのへだたり、険悪だった関係に折り合いをつける。

このようにして、いくつもの、いくつもの物語ができあがってみると、うすぼんやりとではあるが、もの盗られ妄想を抱く人たちに共通の物語が見えてくる。これが第三章に記したストーリーである。しかし、これは新たな一人と出会う前からできあがっている物語ではない。新たな物語を紡ぎ出すための単なる指標である。

責任の所在追及からの開放

彼らのケアを開始してまずなすべきことは、責任の所在をいったん棚上げできる場面をつくり出すことである。私たちが目の前にしている状況は、「おまえが盗った」「いや、あなたでしょう、なくしたのは」というような、責任の所在をめぐる争いがまるで空中戦のようにせめぎ合っていて、生活世界を大きく揺るがしている、という事態だからである。

ここまでもつれた糸を解きほぐすには、彼らが置かれた家庭という閉じた場所だけではとていうまくいかない。閉じた場を開くこと、それも責任の所在を追及せずにすみ、追及されることもない場へと、彼らを誘い出すことが必要である。

たとえば、デイケアに彼らを導く。それさえできれば、まもなくデイケア場面では妄想的な訴えは消失、少なくとも改善する。彼らは自宅からお菓子をもってきてみんなに配ったりしている。そこには、「私があとで食べようと思って取って置いた菓子を食べただろう」と嫁を追いつめた人の面影はない。このような姿を見ていると、彼らが決してケチなのではないことがわかる。

彼らはまた、何くれとなく他の人たちの世話を焼いてくれる。そのようなとき、彼らの表情は輝いている。彼らの多くはもともと面倒見のよい人たちであり、役割に生きてきた人たちなのだ。ところが、自宅ではもはや彼らが担うべき役割はなくなっていたのだろう。

このような変化とともに自宅での訴えも減少することが多いが、自宅ではまったく変化が見られないこともある。デイケアではあれほど生き生きと表情豊かに過ごしていた人が帰宅後、態度が一変すると聞いて、スタッフが驚くこともある。それでも、デイケアでの生き生きとした時間を続けることができれば、必ず自宅でもよい変化が起きる。

矜持の高い彼らをデイケアに誘うことは、ちょっと難しそうに思える。家人も「それは無理ですよ。老人会に誘われても「あんな年寄りばかりの集まりなんかに行くものですか」と断るんですから。本人はもう八四歳なんですけどねえ」と困惑気味である。

実際、最初は断られることが多い。しかし、何回かの面接の後に(うまく気持ちが通じあったときなどには初回面接の後でということさえある)デイケアを見学してもらうと、何となく笑顔が出てきて、そのうち一緒に歌い、ゲームなどに参加し、ときには他の老人たちがやっている縫い物や料理などを歯がゆそうにみていて、「こうするのよ」とばかりに指導をはじめる人たちもいる。そして、次の日からは欠かさず通ってきてくれるようになる。

このようなきっかけをつくってくれるのは、スタッフの働きかけもさることながら、ディケアに参加している老人たちであることが多い。「そんなところに座ってないで、こっち来て手伝ってよ」と何のわだかまりもなく声をかけ、彼らも喜々として呼びかけに応じる。見ていると見事な引きこみ方だと思わず感心し、感謝するのである。

家族が思いあまって数日のショートステイを希望されることがある。しかし、それを本人には言い出しかねている。そこで、家族と一緒に勧めてみると、案外簡単に受けいれてくれることが多い。彼らは淋しく、寄る辺ない不安に翻弄されており、「だれの世話にもならん」などと言い放つその言動にもかかわらず、切迫した思いで助けを求めているのである。

喪失感を受けとめる

ここまで繰り返し述べてきたように、もの盗られ妄想を抱く人たちは喪失感と攻撃性、依存欲求と依存拒否という両価感情に翻弄されている。だから、彼らへのケアは結局のところ、妄想を産出せざるを得なかった喪失感をどのように埋め、攻撃性にどう応えていくか、である。

まず、喪失感に焦点を合わせる。こころのありかを考えれば、攻撃性以前に、あるいは表面に立つ攻撃性の根元に、喪失感があるからである。つまり、妄想に、あるいは攻撃性にどう対応するかではなく、彼らの喪失感、つまり寄る辺ない不安と寂寥にどのように寄り添えるかを、第一に考える。「妄想への対応」と考えると、どうしてよいのかわからなくなる。「攻撃性への対応」と考えると、どうすれば押さえこめるかと無理な対応に陥りがちである。

喪失感に寄り添うためになすべきことは、言葉にすれば明らかである。なじみの場、なじみの関係、なじみの自分が喪われたことが彼らの喪失感を生んでいる。とすれば、喪われた場と関係が新たななじみの場、新たなこころ安らげる関係に置きかえられねばならない。そして、新たな身の丈に合った生き方を彼ら自身やその家族、さらにかかわりのあるさまざまな人たちと一緒に発見しなければならない。

彼らが喪ったもの、喪いつつあるものの大きさ、深さを考えれば、それを補い、埋めることの困難はいうまでもない。しかし、ほんのちょっとした心遣いがこころを和らげてくれるのもまた事実である。たとえば、それまで修羅場を避け、逃げ腰だった息子が母を日曜日ごとにドライブに連れだし、食事をとってくることにしただけで、妄想が顕著に改善に向かった例がある。その間、妄想対象になって疲れ果てていた介護者（お嫁さん）には息抜きをしてもらった。

そのことで介護者にゆとりができたことも、事態を好転させたに違いない。

攻撃性を受けとめる

まず喪失感を受けとめるべきであると述べたが、攻撃性も喪失感も根は同じなのだから、攻撃性に対するケアといっても特段新しいことがあるわけではない。

ただ、激しい攻撃性を家族内の介護者が受けとめきることは、こころのありかを考えれば、かなり難しい。第三者あるいは専門スタッフのかかわりが何らかのかたちで必要である。彼らの人柄から考えても、その多くは役割や地位にこだわる人たちであるから、嫁の介護にはどうしても拒否的になりがちなのだが、役割として介護に当たる人からのケアの方が受けやすいという事情もある。

すでに抜き差しならなくなっている「依存する－される」という人間関係から、その一部を「介護を受ける－提供する」という役割・権利関係へと移行させるのである。ケアは結局、ひととひととのかかわりあいである。だが、そこに契約という関係を導入することでかえって乗り越えられる課題もある。むろん、そのような場や関係では責任の所在が問われないということが、ケアを成功させる必須条件である。

逆に言えば、このような場面抜きに、たとえば精神科の外来治療だけで対応しようとすると、うまくことが運ばず、結果的に向精神薬に頼ってしまい、副作用でさらに事態を悪化させることが多い。

倦まずたゆまずのかかわり

痴呆のケアでは、倦《う》まずたゆまずのかかわりが要求される。老いゆく過程、ぼけゆく過程は持続的だから、身の丈に合った生き方は発見し続けられねばならない。また、記憶障害のある対象への働きかけであってみれば、たとえばドライブに行ったことを次の日には忘れているかもしれない。だから、そのときどきの、しかも倦まずたゆまずのかかわりが要求される。だが、このようなかかわりの継続は、彼らのこころにまちがいなく蓄積される。

「どうせ忘れてしまうのだから、何をしてもしようがない」とかかわりの成果を疑う家族には、記憶は失われても彼らへの思いは必ずこころに届き、また残るものであることを伝える。痴呆とはそういう病である。

記憶障害があろうと、見当識障害が生じようと、感情領域の侵襲はみかけほど深くはない。だから、彼らをその時々の受け答えで適当にごまかすことができないわけではない。しかし、安易な、こころのこもっていない対応あるいは放置のしっぺ返しは必ずあらわれる。たとえば、周辺症状の激化、痴呆の自然経過を超えた進行などとして、である。

また、このようなかかわりを保障するものは、個々の働きかけの技術を超えて、彼らを受けとめる場の雰囲気である。その意味でも、先にも述べたように、デイケアなどでの、同じ事態をかかえた老人たちの集団が何よりも彼らのこころを和ませてくれる。

新たに招き入れられた個のゆらぎは一時、集団の小さなゆらぎをもたらすが、いつのまにか集団の安定が個のゆらぎを吸収してしまい、集団はまるで何事もなかったかのように安らかに、そしてときにはテンションをあげて、人々がそのときどきを過ごす場に戻る。

このような集団はまるで生き物のように育ち、伸縮自在に発展していくのだが、集団の雰囲気を引っ張ってくれていたリーダーが何らかの理由で抜けたりすると、集団が崩れてしまうこともある。そのようなときには、私たちが新たな集団の形成に向けていくらかの手助けをすることが必要になる。

3 個別ケアを超えて

周辺症状を生むもの

前節では、妄想に焦点をあてて、痴呆のケアについて述べたが、ここでは周辺症状全般について、ケアの見取り図を示しておきたい。

周辺症状の成り立ちを脳障害、中核症状との関連で示したのが図1－2であった。図5－1は、それを痴呆ケアの立場から示したものである。

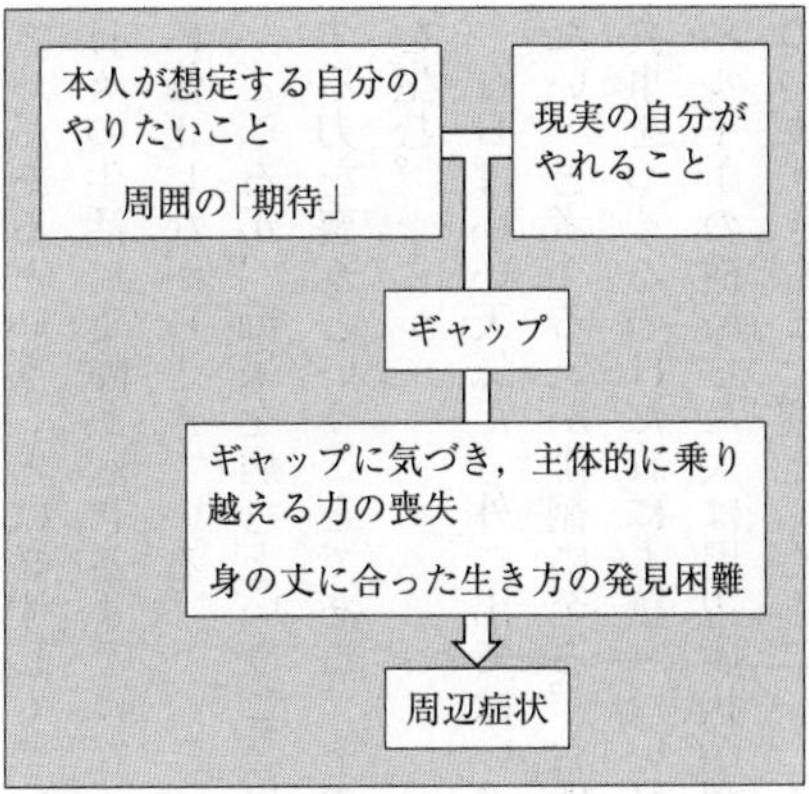

図5-1　周辺症状の成り立ち

「自分がやりたいこと」と「現実にやれること」とのあいだにギャップがある。「自分はこうである」あるいは「こうありたい」という思いと「現実の自分」とのあいだにもズレがある。周囲の「期待」、たとえば「去年まではできていたのだから今もできるはずだ」「あんなにすばらしい母親だったのだから、今もこうあるだろう」という家族の思いと現実の彼らとのあいだにもすれ違いがある。

むろん、人はだれしもこのようなズレを抱えて生きている。ズレは人を前に押しやる力でもあるから、ズレがあるということは必ずしも悪いことではない。しかし、ズレがあまりに大きくなって、日々の生活に支障が起きるようになると、その都度、私たちは身の丈に合った考え方、生き方に修正しながら生きている。

ところが、痴呆を病むということは、さまざまなギャップに気づき、それを乗り越え、修正する力を喪うということである。その結果、あまりに大きくなったズレやギャップが周辺症状を生む。

今日はいい天気だ。外に出てはいけないと言われたような気もするけれど、どうしても歩きたい、と考える人が徘徊に至る。台所に入ってはいけないと言われていたようにも思うのだが、食事をつくるのはだれにも譲れない私の仕事だと考える人が火の不始末を起こす。つまり、エネルギーの横溢《おういつ》した人は周辺症状が激しくなる。それが彼らの生きている証なのだが、生活上のつまずきもまた増えてくる。

逆に、おとなしく、影のように生きてきて、エネルギーに乏しい人は、「やりたいこと」をなんとしてでもやろうとはしない。たとえば、迷子になって、周囲から厳しくとがめられると、そのことを覚えていてというより、意欲をさらに低下させ、「やりたいこと」までも見失って、部屋に閉じこもってしまう。

このような人は、もう迷子にならずにすむ。だが、このような暮らしぶりは、自分のもっている力を最大限に使って現実に立ち向かうという姿勢を奪う。そして、世界に対して自分を開き、外界に向かう力を減じる。認知する、あるいは感情をもつということは、このような志向性あってこその機能である。この働きが落ちるのだから、当然、痴呆は深まる。

周辺症状の治まり

ズレとギャップが周辺症状を生むのだと考えるのなら、周辺症状を治めるためには、これらをなくせばよい。だが、彼らの「やりたいこと」を潰し、エネルギーを殺《そ》ぐようなかかわりは周辺症状をなくすだろうが、彼らの生きる力を奪う。だから、痴呆は病の自然な進行を超えて深まる。

たとえば、精神安定剤や眠剤の大量投与は過鎮静を招き寄せる。その結果、確かに周辺症状は消失する。しかし、そこには笑顔を喪い、怒りの表情さえ見られなくなり、ぬけがらになった老人が残される。このような対応を治療とよぶべきではない。周辺症状の意味を問うことなく行動制限や身体拘束あるいは乱暴な言葉で対応するようなケアもまた同罪である。

ここまで、幻覚妄想状態、徘徊、攻撃性などといった目につく症状に対するケアについて述べてきた。これらは陽性症状と名づけられるが、長年痴呆のケアにあたってきて、痴呆という病が徐々に生きるエネルギーを殺いでいくという事実こそが痴呆ケアのもっとも困難な課題だと考えるようになった。つまりは、意欲の低下、抑うつ、ものぐさなどといった陰性症状への対応が、とくに痴呆の中期から末期にかけてのケアのきわめて大きな課題なのである。

痴呆のケアでは、症状の裏にある、一人ひとりのこころに寄り添い続けると同時に、生きるエネルギーを殺がないようにこころを配るという考えが大切だろう。言い換えれば、あまりに大きなギャップやズレは混乱を招くが、ギャップがまったくなくなると、生活を豊かにする新たな展開もまたみられなくなる。

彼らのこころのなかにあるズレは大切なエネルギー源でもある。私たちの実感からしても、そうだろう。ギャップは「身のほど知らず」とそしられることもあるが、夢と希望を生む源でもある。

だから、あまりに大きすぎるズレは調整されるべきではあるが、ズレ自体は守り育てるべきものでもあるのだ。「そのままでいいんですよ。困られたときには私たちがお手伝いしますから」。私たちの届けるべき言葉は、この一言に尽きる。

そのためにどのようなケアを行うべきかについてここで述べる余裕はない。ただ、私は痴呆という難病を抱えて生きる人たちには、そうではない人たちに比べてより豊かな暮らし、より安らげるひととひととのつながりを提供すべきだと考えてきた。

しかし、現実は痴呆を病むと暮らしは貧困になりがちであり、ひととひととのつながりは乏しく、険悪なものになりがちである。とすれば、私たちが目にしている痴呆老人の姿はかなりの部分、人工の産物かもしれないのである。

障害受容論という学問領域

別の視点から周辺症状を考えるために、ここで少し回り道をする。

障害受容論という学問領域がある。たとえば、死病を宣告されたときに人はどのような心理過程をたどるのか、というようなことを研究するのである。死病の宣告だけではなく、自分の子どもが障害児であることがわかったとき、あるいは交通事故で意識障害を来たし、意識が戻ったら脚が切断されていることがわかったとき、人生の途中で失明、失聴したときなどの場合にも適用される。

有名なのは、キューブラ・ロスの『死ぬ瞬間』という本だが、この題名の翻訳はちょっと誤解を招きやすい。死に至る過程で人はどのように死を受容するのかを述べた本だからである。

つまり、副題にある「死にゆく人々との対話」を主題としている。だから、ターミナル・ケアの現場などでよく読まれている。

彼女によれば、余命いくばくもないと宣告された者は「否認と隔離」→「怒り」→「取り引き」→「抑うつ」→「受容」というように段階を踏む、という。

宣告を受けたものは、まず、激しいショックを受け、茫然自失する。そして「違う。そんなことはない」と否認する。あるいは、病気が健康と並立するかのように語り、死病をこころの片隅に隔離してしまう。

第二段階は、怒りの時期である。憤り、羨望、恨みなどの否定的な感情が沸き上がってくる。「なぜ、私が」「なぜ、あの人ではないのだろう」「神も仏もない」などといった感情である。

第三段階は、取り引きの時期である。「死ぬのは致し方ないとしても、もう一度、舞台に上がって歌いたい」と願うオペラ歌手、死の床にあって「何とか子どもの結婚式に参列したい」と望む母親などの例が引かれている。

第四段階は、抑うつの時期である。彼らはすでに何度かの手術を受けており、そうでなくても身体的症状は死が間近であることを告げている。彼らは、すでに否認も隔離も怒りも取り引きも不可能な状態に置かれている。かくして彼らは、大切なものを喪ったという抑うつ感情に見舞われる。

そして、第五段階である受容に至る。闘争は終わり、長い旅路を終える前の休息のときが訪れる。

障害受容論の意味と限界

受容に至る段階論は、キューブラ・ロス自身によって、あるいは他の論者によってさまざまに修正を加えられてきた。だが、段階論じたいにそれほど大きな意味があるとは思えない。キューブラ・ロス自身も癌《がん》を宣告されたとき、「私の理論は、私に何の慰めももたらさなかった」と語ったという。

だから、障害受容論の意味は段階論の緻密な検討にあるのではなく、いきなり最終的な受容を求めてはならないというところにある。受容に至るには、いくつかの段階を踏むことが必要なのである。痴呆を病む人たちに引きつけていえば、こうなる。

ここまでの記述から、痴呆の周辺症状は彼らの障害受容の過程で生じるとまどいの表現であると考えられる。とすれば、それらをただ押さえつけ、なくしてしまえばよいと考えてはならない。受容に至る過程に同道するという姿勢が求められよう。

つまりは、彼らとともに身の丈に合った生き方を見つけだし、その結果、周辺症状がなくなる、というようなかかわりでなければならない。もし、周辺症状の意味を考えずに、すぐさまの受容を求め、過剰な薬物療法などで症状の排除をはかるなら、それは成功しないか、きっと大きな無理が生じるに違いない。

一方、障害受容論の限界は、障害を受容する主体は障害をもった本人である、と単純に考えるところにある。このような考え方から障害受容論は中枢神経系の疾患には適応できない、なぜなら、このような疾患では受容すべき主体自体が障害されているから、などというかたよった論議が横行する。

つまり、従来の議論に従う限り、痴呆を病む人たちの周辺症状を障害受容の過程であると考えても、彼らにはその能力がないのだから、しょせん受容を求めるのは無理である、ということになってしまう。そうだろうか。

ある死

ここで、私的な体験を記すことをお許し願いたい。先年、私の従姉妹《いとこ》がスキルス性胃癌《いがん》で亡くなった。彼女は生涯独身だったが、語学が達者で、通訳をしており、長野オリンピックなどでもテレビにときおり顔を出していて、地方に住む私は「ああ、彼女も頑張っているのだなあ」と眺めていた。

その後、彼女は体調を崩し、スキルス性胃癌と診断された。彼女は医師を問いつめ、余命いくばくもないことを知った。彼女は医学的治療が単なる延命をもたらすだけである、と考え、いっさいの医学的処置を断った(その正否をここでは問わない)。終末期《ターミナル》が近づき、腹水が貯留すると、それを抜いてもらいに病院へは行くのだが、抗癌剤などの点滴を勧められても断って自宅に戻った。

彼女は「自分は生きたいように生きてきた。しかし、母とゆっくり過ごす時間をもてなかったことだけが心残りだ」と考えた。かくしてすべての時間がそれまでほとんど一人暮らしだった母との時間になった。母も年老いており、母にとっても死は身近だった。彼女たちにとって死は日常化した。

ある日、知人が亡くなった。彼女はもはや外出もかなわなくなっていたが、葬儀に出た母と弟が帰ってきて、「今日の葬式はひどかったね。喪主は偉い人なのだそうだが、「今日はどうも」と言ったきり、後はもぞもぞと何を言ってるのか、まったく聞こえなかったね」と話した。

二人の話をそばで聞いていた彼女は「でも、お母さんたちだってうまくしゃべれないでしょう。私の葬儀では葬儀屋さんにあいさつさせるのは嫌よ。今のうちにあいさつ文を書いておくね」と言い、折りこみ広告の裏に(!)書きだした。私は後で見せられたのだが、「人生の最後をこころおきなくゆっくり過ごすために、どなたにも自分の病のことを知らせませんでした。でも、このようなわがままも私らしいとお考えいただいて、お許し下さい」などと書かれていた。

彼女は徐々に口からものが入りにくくなり、吉野葛《くず》だけが彼女の食事になった。おいしそうに吉野葛を口にし、「ああ、これで今日一日生きられる」と笑顔で言った。このような状態になっても、彼女は周囲に決して痛みを訴えなかった。唯一彼女が受けいれた訪問看護師から「痛ければ、座薬くらいは使いなさいね」と言われて、二、三度使ったきりだったという。

ある日、彼女は白湯を飲んでいる母に「私にもちょうだい」とねだり、湯飲みに入れてもらって、それを唇につけたとたんに唇の色がすっとなくなり、瞬きが止んだ。それが彼女の最期だった。母はしばらく彼女の死に顔をみつめていたが、ゆっくりと床に横にさせて、手を組んでやり、隣家に住む弟の嫁に彼女の死を告げにいった。義母のあまりに静かな態度に嫁はしばらく彼女の死を信じなかったという。

見事な死の迎え方だと思う。しかし、確かに死を受容したのは彼女だったが、そこには死を日常のことと感じとって、彼女の死まで自然なこととして受けとめた母との時間があったことを忘れてはなるまい。実は、もう一人親友がいてその女性とのつきあいも大きかったというが、いずれにしても、彼女ひとりが死を受容したというより、最後の時間をともに過ごした人たちが、彼女とともに死を受容したと考えたい。

ぼけても安心して暮らせる社会を

痴呆についても、まったく同じである。痴呆という病を受容すべきなのは痴呆を抱えた本人だけではない。彼らとかかわる人たちが、さらに彼らの住む地域が、そして社会全体が、彼らを受容できるようになれば、あるいは痴呆という事態を、生き、老い、病を得、そして死に至る自然な過程の一つとしてみることができるようになれば、周辺症状は必ず治まり、彼らは痴呆という難病を抱えても生き生きと暮らせるようになるはずである。

うつろな目をして徘徊している痴呆老人がいる。他の入院患者に迷惑をかけるという理由でベッドに拘束され、天井しか視野に入らない日々が続き、ついには巨大な褥瘡《とこずれ》を生じ、表情は凍りつき、生きる屍《しかばね》となり、そしてようやく生物的死を迎える。「これでようやく楽になったね」と家族は髪をなでている。涙が顔に落ちる。

このように、人生最後に訪れる悲惨を背負った痴呆老人たちがいる。その一方で、「昔取った杵柄《きねづか》」を発揮して若者たちを驚嘆させ、日々、その時々を精一杯に生きている痴呆老人がいる。彼らの笑顔と出会うと、聖なるものと出会った者だけがもつ透明なすがすがしさに打たれる。

これら両者のあいだに存在するあまりに大きな差異は、彼らが抱える痴呆という病の異なりによってというより、むしろ彼らの置かれた状況の違いによってつくられている。痴呆を病む人たちの不幸と悲惨は、私たちがつくり出した不幸であり、悲惨なのだ。

「ぼけても心は生きている」「ぼけても安心して暮らせる社会を」。これは、世界アルツハイマー・デイにむけて「ぼけ老人をかかえる家族の会」がこの数年掲げているスローガンである。これが本書を通じて私が言いたかったことの、ほとんどすべてである。

終章　生命の海

私は今、肺癌を病んでいる。まったく無症状だったのだが、昨年春の健診で発見され、精査の結果、すでに全身に転移していることがわかった。告知を受け、命の限りが近いことを知らされた。しかし、最初から大きな動揺もなく、まったく平静に事態を受けとめた。自分でも不思議だった。ときどきなぜだろう、と考えることがある。よくわからない。しかし、痴呆を病む人たちとともに生きてきたことと、どこかで深くつながっているように思う。

彼らと生きていると、人の生は個を超えていると感じる。そのせいだろうか。私自身も「わたし」へのこだわりが若い頃に比較して格段に少なくなっている。むしろ、つながりの結び目としての自分という感覚の方が強くなっている、といったらよいだろうか。そのつながりは、病を得てからとても強くなっていて、私の残された生を支え、充実したものにしてくれている。そのつながりがこの本を書かせてくれた。

今、私はあるイメージを幻視している。それは、複雑に絡みあったほとんど無限のつながりの網がある。このつながりは複雑なだけでなく、生き物のようにうごめき、一瞬一瞬変化している。一人ひとりはそのむすぼれである。

そのつながりの網は、生命の海とでもよんだらよいようなものに変幻する。一人ひとりはその海を浮遊している。あるいは、一人ひとりは生命の海を分有して生きている。無限の時間の流れのなかで、一つひとつの生命の灯はふっと消え、海の暗闇に還ってゆく。その暗闇から別の灯が生まれる。潮流のうねりと蛍のように明滅する灯。

この生命の海が滞《とどこお》りなく流れていれば、その流れを漂う生もまた滞りなく流れていく。ところが、この生命の海に滞りがみられるようになると、そうでなくても滞りがちな生はよどみに取り残され、光を失っていく。そのよどみは、生命の海の滞りをさらに深刻なものにしていく。しかし、よどみに置き去りにされた生が、再び光を放ち、生命の海に漂い始めると、生命の海は輝きに満ちてくる。

あわ雪の中に顕《た》ちたる三千大千世界《みちおほち》またその中に沫雪《あわゆき》ぞ降る　　良寛

おわりに

本書は多くの先達に負うところが大きい。しかし、本書の性格上、引用した著書や文献、あるいはそれと示さずに拝借した文言などの出所を示すことをすべて省いた。ただ、いくつかのことには最後にふれておかねばならない。

まず、本書の一部について底本になったのは、拙著『痴呆老人からみた世界』(岩崎学術出版社、一九九八年)である。症例も重複するものが多いが、学問的厳密性を求められる方は、ご一読願いたい。文献もあげてある。

耕治人の小説は、『耕治人全集 第四巻』(晶文社、一九八九年)から引用した。ただし、一部改行を省略させていただいた。

引用した詩歌は、斎藤史『斎藤史全歌集 一九二八―一九九三』(大和書房、一九九七年)、藤川幸之助『マザー』(ポプラ社、二〇〇〇年)、天野忠『万年』(編集工房ノア、一九八九年)からであるが、池下和彦氏の詩は私家版であるらしく、原本を手にできなかった。引用は松永伍一『快老のスタイル』(大和書房、二〇〇〇年)からである。感謝したい。

第三章の介護意識についての調査は、宮武剛『介護保険とは何か』(保健同人社、一九九五年)から引用させていただいた。

クリスティーン・ボーデンさんの著書(*Who will I be when I die?* Harper Collins Pub, 1998)の邦訳は檜垣陽子訳『私は誰になっていくの?』として㈱クリエイツかもがわから出版されている。

私の撮った拙い写真の掲載をこころよくお許しいただいた方々にはお礼の言葉もない。痴呆を病む方々、そのご家族、ともにケアにあたってきた多くの方々に私は育てられ、支えられてきた。こころからの感謝を添えて、本書を捧げたい。

小澤 勲
1938年 神奈川県に生まれる
1963年 京都大学医学部卒業，精神科医となる
京都府立洛南病院勤務，同病院副院長，
老人保健施設桃源の郷 施設長，種智院
大学教授，同大学客員教授を歴任
著書—『幼児自閉症論の再検討』(ルガール社)
『自閉症とは何か』(悠久書房)
『痴呆老人からみた世界』(岩崎学術出版社)
『認知症とは何か』(岩波新書) ほか

痴呆を生きるということ　岩波新書(新赤版)847

2003年7月18日 第1刷発行
2019年5月15日 第26刷発行

著 者 小澤《おざわ》 勲《いさお》

発行者 岡本 厚

発行所 株式会社 岩波書店
〒101-8002 東京都千代田区一ツ橋 2-5-5
案内 03-5210-4000 営業部 03-5210-4111
https://www.iwanami.co.jp/

新書編集部 03-5210-4054
http://www.iwanamishinsho.com/

印刷製本・法令印刷 カバー・半七印刷

ISBN 4-00-430847-X Printed in Japan

岩波新書新赤版一〇〇〇点に際して

ひとつの時代が終わったと言われて久しい。だが、その先にいかなる時代を展望するのか、私たちはその輪郭すら描きえていない。二〇世紀から持ち越した課題の多くは、未だ解決の緒を見つけることのできないままであり、二一世紀が新たに招きよせた問題も少なくない。グローバル資本主義の浸透、憎悪の連鎖、暴力の応酬——世界は混沌として深い不安の只中にある。

現代社会においては変化が常態となり、速さと新しさに絶対的な価値が与えられた。消費社会の深化と情報技術の革命は、種々の境界を無くし、人々の生活やコミュニケーションの様式を根底から変容させてきた。ライフスタイルは多様化し、一面では個人の生き方をそれぞれが選びとる時代が始まっている。同時に、新たな格差が生まれ、様々な次元での亀裂や分断が深まっている。社会や歴史に対する意識が揺らぎ、普遍的な理念に対する根本的な懐疑や、現実を変えることへの無力感がひそかに根を張りつつある。そして生きることに誰もが困難を覚える時代が到来している。

しかし、日常生活のそれぞれの場で、自由と民主主義を獲得し実践することを通じて、私たち自身がそうした閉塞を乗り超え、希望の時代の幕開けを告げてゆくことは不可能ではあるまい。そのために、いま求められていること——それは、個と個の間で開かれた対話を積み重ねながら、人間らしく生きることの条件について一人ひとりが粘り強く思考することではないか。その営みの糧となるものが、教養に外ならないと私たちは考える。歴史とは何か、よく生きるとはいかなることか、世界そして人間はどこへ向かうべきなのか——こうした根源的な問いとの格闘が、文化と知の厚みを作り出し、個人と社会を支える基盤としての教養となった。まさにそのような教養への道案内こそ、岩波新書が創刊以来、追求してきたことである。

岩波新書は、日中戦争下の一九三八年一一月に赤版として創刊された。創刊の辞は、道義の精神に則らない日本の行動を憂慮し、批判的精神と良心的行動の欠如を戒めつつ、現代人の現代的教養を刊行の目的とする、と謳っている。以後、青版、黄版、新赤版と装いを改めながら、合計二五〇〇点余りを世に問うてきた。そして、いままた新赤版が一〇〇〇点を迎えたのを機に、人間の理性と良心への信頼を再確認し、それに裏打ちされた文化を培っていく決意を込めて、新しい装丁のもとに再出発したいと思う。一冊一冊から吹き出す新風が一人でも多くの読者の許に届くこと、そして希望ある時代への想像力を豊かにかき立てることを切に願う。

（二〇〇六年四月）

福祉・医療

- 賢い患者　山口育子
- ルポ 看護の質　小林美希
- 健康長寿のための医学　井村裕夫
- 不眠とうつ病　清水徹男
- 在宅介護　結城康博
- 和漢診療学 あたらしい漢方　寺澤捷年
- 不可能を可能に 点字の世界を駆けぬける　田中徹二
- 医と人間　井村裕夫編
- 医療の選択　桐野高明
- 納得の老後 日欧在宅ケア探訪　村上紀美子
- 移植医療　橳島次郎・出河雅彦
- 医学的根拠とは何か　津田敏秀
- 転倒予防　武藤芳照
- 看護の力　川嶋みどり
- 心の病 回復への道　野中猛
- 重い障害を生きるということ　高谷清
- 肝臓病　渡辺純夫
- 感染症と文明　山本太郎
- ルポ 認知症ケア最前線　佐藤幹夫
- 医の未来　矢﨑義雄編
- パンデミックとたたかう　押谷仁・瀬名秀明
- 健康不安社会を生きる　飯島裕一編著
- 介護 現場からの検証　結城康博
- 腎臓病の話　椎貝達夫
- がんとどう向き合うか　額田勲
- がん緩和ケア最前線　坂井かをり
- 人はなぜ太るのか　岡田正彦
- 児童虐待　川﨑二三彦
- 生老病死を支える　方波見康雄
- 医療の値段　結城康博
- 認知症とは何か　小澤勲
- 障害者とスポーツ　高橋明
- 生体肝移植　後藤正治
- 放射線と健康　舘野之男
- 定常型社会 新しい「豊かさ」の構想　広井良典
- 健康ブームを問う　飯島裕一編著
- 血管の病気　田辺達三
- 医の現在　高久史麿編
- 日本の社会保障　広井良典
- 居住福祉　早川和男
- 高齢者医療と福祉　岡本祐三
- 看護 ベッドサイドの光景　増田れい子
- 医療の倫理　星野一正
- 体験ルポ 世界の高齢者福祉　山井和則
- リハビリテーション　砂原茂一
- 指と耳で読む　本間一夫
- 自分たちで生命を守った村　菊地武雄

社会

サイバーセキュリティ	谷脇康彦
まちづくり都市 金沢	山出　保
虚偽自白を読み解く	浜田寿美男
総介護社会	小竹雅子
戦争体験と経営者	立石泰則
住まいで「老活」	安楽玲子
現代社会はどこに向かうか	見田宗介
EVと自動運転　クルマをどう変えるか	鶴原吉郎
ルポ 保育格差	小林美希
津波災害〔増補版〕	河田惠昭
棋士とAI	王　銘琬
原子力規制委員会	新藤宗幸
東電原発裁判	添田孝史
日本問答	田中優子 松岡正剛
日本の無戸籍者	井戸まさえ
〈ひとり死〉時代のお葬式とお墓	小谷みどり

町を住みこなす	大月敏雄
親権と子ども	榊原富士子 池田清貴
歩く、見る、聞く　人びとの自然再生	宮内泰介
対話する社会へ	暉峻淑子
悩みいろいろ	金子　勝
魚と日本人　食と職の経済学	濱田武士
ルポ 貧困女子	飯島裕子
鳥獣害　動物たちと、どう向きあうか	祖田　修
科学者と戦争	池内　了
新しい幸福論	橘木俊詔
ブラックバイト　学生が危ない	今野晴貴
原発プロパガンダ	本間　龍
ルポ 母子避難	吉田千亜
日本にとって沖縄とは何か	新崎盛暉
日本病　長期衰退のダイナミクス	金子　勝 児玉龍彦
雇用身分社会	森岡孝二
生命保険とのつき合い方	出口治明

ルポ にっぽんのごみ	杉本裕明
鈴木さんにも分かるネットの未来	川上量生
地域に希望あり	大江正章
世論調査とは何だろうか	岩本　裕
フォト・ストーリー 沖縄の70年	石川文洋
ルポ 保育崩壊	小林美希
多数決を疑う　社会的選択理論とは何か	坂井豊貴
アホウドリを追った日本人	平岡昭利
朝鮮と日本に生きる	金　時鐘
被災弱者	岡田広行
農山村は消滅しない	小田切徳美
復興〈災害〉	塩崎賢明
「働くこと」を問い直す	山崎　憲
原発と大津波　警告を葬った人々	添田孝史
縮小都市の挑戦	矢作　弘
福島原発事故　被災者支援政策の欺瞞	日野行介
日本の年金	駒村康平

岩波新書より

- 食と農でつなぐ 福島から　塩谷弘康・岩崎由美子
- 過労自殺〔第二版〕　川人博
- 金沢を歩く　山出保
- ドキュメント 豪雨災害　稲泉連
- ひとり親家庭　赤石千衣子
- 女のからだ フェミニズム以後　荻野美穂
- 〈老いがい〉の時代　天野正子
- 子どもの貧困Ⅱ　阿部彩
- 性と法律　角田由紀子
- ヘイト・スピーチとは何か　師岡康子
- 生活保護から考える　稲葉剛
- かつお節と日本人　宮内泰介・藤林泰
- 家事労働ハラスメント　竹信三恵子
- 福島原発事故 県民健康管理調査の闇　日野行介
- 電気料金はなぜ上がるのか　朝日新聞経済部
- おとなが育つ条件　柏木惠子
- 在日外国人〔第三版〕　田中宏
- まち再生の術語集　延藤安弘

- 震災日録 記憶を記録する　森まゆみ
- 原発をつくらせない人びと　山秋真
- 社会人の生き方　暉峻淑子
- 構造災 科学技術社会に潜む危機　松本三和夫
- 家族という意志　芹沢俊介
- ルポ 良心と義務　田中伸尚
- 飯舘村は負けない　千葉悦子・松野光伸
- 夢よりも深い覚醒へ　大澤真幸
- 子どもの声を社会へ　桜井智恵子
- 就職とは何か　森岡孝二
- 日本のデザイン　原研哉
- ポジティヴ・アクション　辻村みよ子
- 脱原子力社会へ　長谷川公一
- 希望は絶望のど真ん中に　むのたけじ
- 福島 原発と人びと　広河隆一
- アスベスト 広がる被害　大島秀利
- 原発を終わらせる　石橋克彦編
- 日本の食糧が危ない　中村靖彦
- 勲章 知られざる素顔　栗原俊雄

- 希望のつくり方　玄田有史
- 生き方の不平等　白波瀬佐和子
- 同性愛と異性愛　風間孝・河口和也
- 贅沢の条件　山田登世子
- 新しい労働社会　濱口桂一郎
- 世代間連帯　上野千鶴子・辻元清美
- 道路をどうするか　五十嵐敬喜・小川明雄
- 子どもの貧困　阿部彩
- 子どもへの性的虐待　森田ゆり
- 戦争絶滅へ、人間復活へ　むのたけじ・黒岩比佐子聞き手
- テレワーク 「未来型労働」の現実　佐藤彰男
- 反貧困　湯浅誠
- 不可能性の時代　大澤真幸
- 地域の力　大江正章
- グアムと日本人 戦争を埋立てた楽園　山口誠
- 少子社会日本　山田昌弘
- 親米と反米　吉見俊哉
- 「悩み」の正体　香山リカ

岩波新書/最新刊から

1766 イタリア史10講　北村暁夫 著
リソルジメント以降の近現代史はもちろん、古代・中世における諸勢力の複雑な興亡や、豊かな地域性、文化・芸術を明快に叙述。

1767 伊勢神宮と斎宮　西宮秀紀 著
天照大神を祭る伊勢神宮と、神宮に奉仕する皇女が住まう斎宮。古代国家との関わりや祭祀の実態を解明し、天皇の権威の源に迫る。

1768 がん免疫療法とは何か　本庶 佑 著
PD－1抗体による免疫療法は、がん治療の考え方を根本から変えた。画期的治療法の開発を主導した著者が研究の歩みを語る。

1769 平成経済 衰退の本質　金子 勝 著
百年に一度の危機の中で、この国が重ねてきた失敗とそのごまかしのカラクリとは。「終わりの始まり」の三〇年間をシビアに総括。

1770 シリーズ アメリカ合衆国史①
植民地から建国へ
19世紀初頭まで　和田光弘 著
一国史を超える豊かな視座から叙述する、最新の通史。第一巻は初期アメリカの歩みを、大西洋史や記憶史もふまえ叙述。

1774 バブル経済事件の深層　奥山俊宏・村山 治 著
バブル崩壊が契機となって発生した数々の経済事件。新証言や新資料を発掘し、新たな視点からそれらの事件を再検証。深奥に迫る。

1775 ゲーム理論入門の入門　鎌田雄一郎 著
相手の出方をどう読むか。経済問題の分析だけでなく、ビジネスの戦略決定にも必須の基礎知識を、新進気鋭の理論家が解説する。

1776 二度読んだ本を三度読む　柳 広司 著
若いころに読んだ名作は、やはり特別だった！ 作家が繰り返し読んだ本を読み直して改めて実感した読書の楽しさ。

(2019.5)